Men'sHealth

EL GRAN LIBRO DE ENTRENAMIENTOS EN ¡5 MINUTOS

Grijalbo

Título original: *The Men's Health Big Book of 15 Minutes Workouts*

Primera edición: marzo de 2017

© 2011, Rodale Inc.
Versión española © 2015, Rodale Inc.
Publicado por acuerdo con Rodale Inc. Emmaus, PA, EE. UU. y Motorpress Rodale, S.L. España
© 2017, Penguin Random House Grupo Editorial, S.A.U.
Travessera de Gràcia, 47-49. 08021 Barcelona
© 2017, Pilar Alba Navarro, por la traducción

Printed in Spain - Impreso en España

Edición de texto: Brian Fernández
Diseño de libro: Laura White
con George Karabotsos, director de arte de *Men's Health Books*
Edición de fotografías: Mark Haddad
Fotografías: Beth Bischoff

ISBN: 978-84-16449-82-8
Depósito legal: B-2175-2017

Impreso en Soler Talleres Gráficos
Esplugues de Llobregat (Barcelona)

DO 49828

Penguin
Random House
Grupo Editorial

Contenido

Introducción
El secreto de los 15 minutos

Por qué necesitas solo 15 minutos para ganar masa muscular, perder la barriga, aumentar la resistencia y adquirir un poderoso sentimiento de confianza

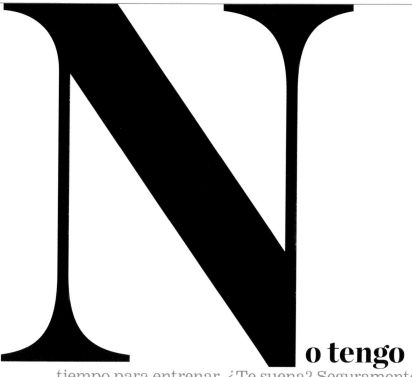

No tengo

tiempo para entrenar. ¿Te suena? Seguramente. Todos lo hemos dicho en algún momento. La falta de tiempo es la razón número uno que, en una encuesta tras otra, los hombres dan como excusa para no hacer ejercicio.

Hoy en día el tiempo es nuestro bien más preciado, pues siempre nos falta «tiempo libre» para hacer lo que nos gusta. Como a ti, sin duda. Trabajas 50 o 60 horas a la semana. Debes hacer la compra y lavar la ropa. Quizá tengas una familia o una activa vida social. Debes controlar tus inversiones, eres voluntario en un refugio de gente sin hogar, tu padre necesita que le ayudes con la declaración de la renta... ¡Y hay que escribir esos tuits! ¿Cómo vas a sacar una hora para el gimnasio tres o cuatro veces por semana?

El secreto de los 15 minutos

Quizá no puedas. Pero no hace falta una hora para ponerse en forma. En serio, ni siquiera necesitas media hora si te entrenas de manera estratégica. Para trabajar el cuerpo como deseas, bastan 15 minutos. Según un estudio reciente publicado en el *European Journal of Applied Physiology*, 15 minutos de entrenamiento de resistencia son tan eficaces como 35 minutos para elevar el gasto de energía en reposo hasta 72 horas después del ejercicio. Esto significa que puedes quemar calorías y crear masa muscular en la mitad del tiempo que pensabas. Y, en realidad, es mucho más probable que adelgaces con estos entrenamientos rápidos que con largas sesiones en el gimnasio. En un estudio publicado en el *International Journal of Sports Medicine,* se observó que los participantes que intentaban perder peso cumplían mejor con el plan de ejercicios si los entrenamientos se dividían en sesiones de 15 minutos.

Tiene sentido. Siempre se pueden encontrar 15 minutos, ¿verdad? (Si necesitas ayuda para saber cómo sacar tiempo de un día ajetreado, consulta «¡Minutos libres!», en la página 8.) Destinar 15 minutos a algo tan importante para tu salud como el ejercicio es perfectamente factible con un poco de esfuerzo. Por eso hemos creado este libro y un programa de puesta en forma superrápido compuesto tan solo por entrenamientos de 15 minutos. Y el hecho de reducir a la mitad o menos el tiempo de hacer ejercicio no significa que vaya a ser menos eficiente. Estos entrenamientos activan las mismas fibras musculares —o incluso más— y mucho más deprisa, sin apenas tiempo de descanso. Cada segundo de ejercicio se aprovechará como nunca antes. En vez de entrenar durante más tiempo, trabajarás de manera más inteligente y rápida, para que puedas seguir con el resto de tu vida.

Y lo que es más importante, con los ejercicios de este libro nunca te aburrirás, porque hay montones para probar. Encontrarás ejercicios para todo el cuerpo que utilizan barras, mancuernas, pesas rusas, sacos de arena y bandas elásticas. ¿Que no dispones de equipo? No importa. Puedes elegir entre muchísimos entrenamientos metabólicos que utilizan el propio peso del cuerpo como resistencia. Hay ejercicios que se centran en partes concretas del cuerpo: el tórax, las piernas, el core; programas de 15 minutos adaptados a tu tipo de fisionomía y entrenamientos de alta intensidad en intervalos (HIIT, por las siglas en inglés) que acelerarán tu metabolismo y lo mantendrán elevado durante horas para que continúes quemando calorías tras haberte duchado.

Y como las investigaciones han demostrado que es más efectivo combinar un plan de nutrición con un programa de ejercicios que tan solo focalizarte en uno de ellos, hemos creado un capítulo sobre nutrición y pérdida de peso.

Si hojeas el libro, te darás cuenta enseguida de que la mayoría de las fotografías muestran ejercicios de resistencia o de levantamiento de pesas. Insistimos en ganar masa muscular ya que los músculos son muy importantes para la salud general del hombre. No es solo una cuestión de rendimiento o vanidad. Investigaciones recientes han demostrado que la disminución de la masa muscular y de la fuerza se relaciona empíricamente con el debilitamiento del sistema inmunitario, la aparición de enfermedades cardíacas y de diabetes tipo 2, así como con unos huesos más frágiles, articulaciones más rígidas y posturas encorvadas. También se ha visto que la masa muscular desempeña un papel estratégico en el metabolismo proteico, que es especialmente importante en la respuesta al estrés. La reducción de la masa muscular se relaciona con un descenso de la tasa metabólica corporal, es decir, la velocidad a la cual el cuerpo quema calorías. En reposo, el músculo quema más calorías que la grasa. Con la edad, el cuerpo pierde de manera natural masa muscular. Si no haces nada (es decir, entrenamientos de fuerza) y continúas comiendo como a los 20 años, inevitablemente engordarás.

Te darás cuenta de que *El gran libro de los entrenamientos en 15 minutos de Men's Health* puede ser una herramienta importantísima para aumentar tu salud y ser más longevo. Al reducir el tiempo de los entrenamientos, es más probable que los hagas con constancia. Al centrar la mayoría de los entrenamientos en crear masa muscular, quemarás automáticamente más calorías; fortalecerás el corazón, los huesos y las articulaciones; y aumentarás la resistencia de tu cuerpo frente a las enfermedades que atacan a los hombres que no dedican tiempo a cuidarse.

¡Ha llegado el momento de mejorar tu vida para siempre!

Solo necesitas 15 minutos. ¿Empezamos?

El secreto de los 15 minutos

¡Minutos libres!

15 MANERAS DE ENCONTRAR 15 MINUTOS PARA HACER EJERCICIO TODOS LOS DÍAS (DESHAZTE DE TODO LO QUE TE HACE PERDER TU PRECIADO TIEMPO).

1. CIERRA FACEBOOK. Según un sondeo de Nielsen, dedicamos una media de 7 horas al mes a Facebook, es decir, 105 minutos a la semana o... Qué curioso, exactamente 15 minutos al día. No hace falta que te borres de Facebook, pero limítalo a dos sesiones cortas diarias, por ejemplo, una por la mañana mientras tomas el café y otra a última hora de la tarde. Y después ciérralo y desconéctate.

2. DI «NO». Ya lo sabemos. Los hombres pensamos que podemos hacerlo todo y odiamos tener que decir «no». Nos convencemos de que cuando lo probemos, nos gustará. La próxima vez que alguien (que no sea tu jefe) te pida que hagas algo que no deseas o no necesitas hacer, di: «Lo siento. No. No puedo» y date cuenta de la libertad (y el tiempo libre) que ganas.

3. APROVECHA LAS HORAS EN LAS QUE RINDES MÁS. Todos tenemos ciertos momentos en el día en los que nos concentramos más y somos más productivos. Programa tus tareas más importantes en esas horas (para mucha gente se dan por la mañana, hacia las 9). Trabajarás más deprisa y mejor que si las dejas para los momentos de bajón (como después de comer).

4. HAZ UNA SOLA COSA CADA VEZ. Todos presumimos de ser capaces de hacer varias cosas a la vez, pero si pretendes hacer demasiado al mismo tiempo, acabarás no haciendo nada. Examina tu lista de tareas. Elige una y hazla. Te sorprenderá la rapidez con que terminas cada tarea cuando le dedicas toda tu energía y atención.

5. GRABA TUS PROGRAMAS FAVORITOS. Un programa de televisión de una hora suele tener un contenido real de 40 a 42 minutos; el resto son anuncios. Con dos programas que veas, tendrás entre 40 y 45 minutos que podrías haber dedicado a otra cosa. Vale la pena que grabes tus programas, para que puedas ver solo lo que quieras cuando quieras, y así ganar horas libres (que al final del año se convertirán en días) para invertirlas en actividades más saludables, como los entrenamientos de 15 minutos.

6. ABANDONA EL PERFECCIONISMO. ¿De verdad es tan importante que las llantas queden impolutas? Deja de desperdiciar tu preciado tiempo limpiando el coche, esforzándote por eliminar hasta la más pequeña mota de la tapicería de los asientos, y céntrate solo en que esté correcto.

7. ¡DECÍDETE! Es fácil perder un montón de horas intentando elegir el mejor equipo de audio o las mejores zapatillas de deporte (esto se llama «parálisis del análisis»). En algún momento tienes que dejar de darle vueltas y decidirte. Ponte un tiempo límite (por ejemplo, 45 minutos) para comparar productos, sopesar pros y contras, etc., después toma una decisión y sigue adelante.

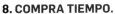

8. COMPRA TIEMPO.
Sí, es posible comprar más horas para el día si contratas a alguien para que haga esas tareas que te consumen tantísimo tiempo. Antes de descartar la idea de pagar un servicio de lavandería o de limpieza, siéntate y haz números. ¿Cuánto vale una hora de tu tiempo? ¿En qué gastas lo que ganas? Si tienes en cuenta que puedes pulirte varios cientos de euros en cenar en restaurantes o en accesorios de golf que en realidad no necesitas, y a la vez derrochas todo tu tiempo libre deslomándote para cortar el césped, ya es hora de que reconsideres tus gastos. Contrata un jardinero para que se encargue del trabajo más pesado varias veces al mes y gana horas libres cada semana.

9. APÚNTALO EN TU AGENDA. Es increíble cómo encuentras tiempo para todo lo que está anotado en tu agenda, ¿verdad? El hecho de que esté allí escrito te obliga a dedicarle tu atención (y tu tiempo). Apunta en tu agenda tus sesiones de ejercicios como harías con cualquier compromiso de trabajo, y no te saltarás ninguna.

10. UTILIZA UN CRONÓMETRO.
Ciertas actividades son como agujeros negros para el tiempo. Esas pequeñas cosas que piensas que solo te llevarán unos minutos (como navegar en internet, jugar con el móvil, descubrir las nuevas aplicaciones de tu iPhone o iPad) pueden absorber todo tu tiempo si no tienes cuidado. Pon un cronómetro en tu escritorio. Cuando te sientes, prográmalo para que suene en 15 o 20 minutos.

Deja lo que estés haciendo cuando se acabe el tiempo.

11. DESPACHA LAS TAREAS ENSEGUIDA. Cuando llegue un documento a tu escritorio (o al buzón), ocúpate de él enseguida. Apilar papeles no solo genera un desorden que distrae, sino que también te obliga a perder tiempo cuando tienes que revisarlos otra vez (y otra vez más) o lo que es peor, puede hacer que algo importante se pierda. (Aplica esto también a los correos electrónicos).

12. USA EL TELÉFONO.
Los mensajes de texto y los correos electrónicos pueden ahorrar mucho tiempo. Sin embargo, a veces hace falta enviar 15 mensajes para organizar algo que podría solucionarse en 40 segundos con una llamada telefónica.

13. CADA COSA EN SU SITIO. Yo solía perder muchos minutos (horas... días) buscando las llaves. Podían estar en cualquier sitio: los bolsillos del abrigo, los cajones, la cartera, la secadora, el coche o mi sitio favorito: puestas en la cerradura. Al final compré un gancho de 75 céntimos que colgué junto al teléfono, y que pasó a ser el sitio de las llaves. Prueba este truco con cualquier cosa que pierdas a menudo. Funciona.

14. PREPARA TUS COSAS. Si dejas preparada la ropa para entrenar por la noche, es más probable que cuando te levantes te pongas a hacer tu rutina de ejercicios en vez de posponerla (o peor aún, saltártela del todo), porque es un agobio levantarse y tener que revolverlo todo para buscar el equipo de deporte.

15. LEVÁNTATE 15 MINUTOS ANTES.
Parece ridículamente simple, ¿verdad? Pues sí, pero funciona. Si juras que te levantarás a las 5 de la mañana cada día para hacer ejercicio, nunca lo harás. Pero incluso los más noctámbulos son capaces de poner el despertador (y salir de la cama) 15 minutos antes por la mañana. Aunque no utilices ese tiempo para hacer ejercicio, saldrás de casa y llegarás a la oficina antes de lo habitual, con lo que también acabarás antes lo que debas hacer. Por lo tanto, es más probable que después te sientas dispuesto a tomarte 15 minutos para ti.

Capítulo 1
Por qué los entrenamientos en 15 minutos funcionan

Las respuestas a todas tus preguntas para aprovechar al máximo los entrenamientos superrápidos de este libro

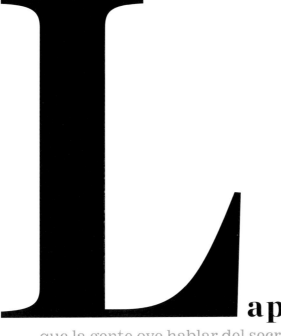

La primera vez

que la gente oye hablar del secreto de los 15 minutos, se hace muchas preguntas. Será una broma, ¿no? Pero ¿cómo funciona? ¿Cuánto peso hay que levantar? ¿Cuánto debe uno esforzarse? ¿Qué equipo hace falta?

En muchos aspectos, sirven las mismas reglas que para los entrenamientos más largos. Pero hay algunas pautas específicas que te ayudarán a obtener el máximo beneficio de las rutinas cortas. En este capítulo presentamos los principios básicos y la filosofía de los entrenamientos breves, así como las respuestas a tus preguntas, para que puedas entrenar con confianza en el gimnasio, en casa o donde sea. Y ante el escepticismo de tus amigos, podrás limitarte a sonreír, terminar tus ejercicios y disfrutar de todo el tiempo libre que te quede.

Por qué los entrenamientos en 15 minutos funcionan

Quince minutos al día es la mitad del tiempo recomendado. ¿Cómo es posible que funcione?

Buena pregunta. Porque en realidad no es la mitad, pues esos 15 minutos sobrepasan la cantidad de ejercicio recomendada. Los 30 minutos que aconseja la OMS hacen referencia al ejercicio moderado (por ejemplo, dar un paseo). Si solo practicas ejercicio moderado, necesitas unos 150 minutos a la semana para obtener beneficios, es decir, 30 minutos 5 veces a la semana. Pero si realizas un entrenamiento intenso basado en el secreto de los 15 minutos, el tiempo se reduce a 75 minutos a la semana, o unos 10-15 minutos al día. Y al final, los entrenamientos más rápidos funcionan mejor. En un estudio llevado a cabo por investigadores australianos, los participantes que realizaron rutinas de 20 minutos que incluían sprints de alta intensidad 3 días a la semana, perdieron varios kilos de grasa, pero los que realizaron 40 minutos de cardio, ganaron peso.

¿Tengo que usar un cronómetro?

No. Hemos diseñado los entrenamientos para que duren 15 minutos o menos. Aunque si alargas los períodos de descanso, tardarás unos minutos más. El objetivo de este libro es ofrecerte rutinas de tan solo 15 minutos que sean lo más eficaces posible. Si tienes más tiempo, puedes hacer dos o más circuitos o duplicar las rutinas. También estará bien. Pero no es necesario y, de hecho, excederte podría arruinar tu progreso. En un estudio publicado en el *International Journal of Sports Medicine,* se vio que era más probable que las personas mantuvieran una rutina de ejercicios si esta se limitaba a 15 minutos.

¿Qué debo comer antes de un entrenamiento?

No hace falta que comas nada especial antes de las sesiones. Incluso es mejor no tener el estómago lleno, porque los ejercicios pueden ser intensos, sobre todo las rutinas de HIIT. Si hace más de 3 horas que no has comido nada, puedes tomar un tentempié (un plátano o un puñado de frutos secos) unos 30-45 minutos antes, para aumentar un poco el nivel de azúcar en la sangre y la energía.

¿Cuánto tardaré en ver resultados?

De 2 a 4 semanas, según las rutinas que hagas. Como los hombres suelen acumular menos peso en la parte inferior del cuerpo, si practicas los levantamientos que usan las piernas, empezarás a ver nuevos músculos en 2 semanas.

¿Cuánto peso debo levantar?

El suficiente para que te pese. Esto es importante sobre todo si estás empezado a usar pesas. Según los estudios, los novatos tienden a usar pesos demasiado ligeros en los entrenamientos de fuerza. En un estudio en el que se pidió a un grupo de hombres inexpertos que eligieran pesas para entrenar, ni uno solo las eligió con el peso suficiente para estimular el crecimiento del músculo. Así que cuando empieces, elige pesas que te parezcan pesadas y te hagan trabajar. Utilízalas para aprender a dominar la técnica. Una vez lo consigas, hay una manera mejor de averiguar el peso adecuado para ganar fuerza y músculo: elige el peso más pesado que te permita realizar todas las repeticiones indicadas con una buena postura. Es decir, no hagas trampas, no tomes impulso para levantar las pesas. Tendrás que experimentar un poco para encontrar tu peso. Por ejemplo, en una press de banca, probablemente sabrás qué pesas puedes levantar sin problemas 10 veces. Añade de 0,5-1 kg más a la barra y pide a alguien que te observe. El peso es adecuado si puedes hacer 8 o 9 repeticiones con una forma perfecta, pero en las repeticiones 9 o 10 precisas más esfuerzo y lentitud. Si ya te cuesta al comienzo y pierdes la postura arqueando la espalda, es demasiado peso. Quita peso a la barra hasta encontrar el peso ideal para 10 repeticiones. Ajusta el peso después según las repeticiones de cada ejercicio.

¿Cuántas veces tengo que hacer cada ejercicio?

Cada descripción incluye un párrafo con el título «empieza por aquí» que explica si la rutina se debe hacer como series o en un circuito. (La mayoría de las rutinas están diseñadas como circuitos. Esto se ampliará más adelante.) Y las instrucciones detalladas de los ejercicios te explican cuántas repeticiones debes llevar a cabo.

¿Hay que hacer el levantamiento superlento?

No. De hecho, obtendrás más beneficios si levantas las pesas algo más deprisa. Según el investigador de entrenamientos de resistencia Scott Mazzetti, de la Universidad de Salisbury, en Maryland (EE.UU.), al aumentar la velocidad, trabajan más fibras de contracción rápida poco utilizadas y que requieren mucha energía para moverse. Mazzetti y sus colaboradores vieron que cuando se realizaban repeticiones superrápidas en los entrenamientos de resistencia, trabajaban más músculos y se quemaba un 28 % más de calorías. Esto equivale a unas 72 calorías extra en una rutina de cuerpo entero, es decir, la cantidad que quemas al caminar 1,5 km. Aumentar el ritmo acelera también el metabolismo hasta en un 5 % durante las horas posteriores al entreno.

¿Debo hacer pausas entre un ejercicio y otro?

En general, no. La mayoría de las rutinas se realizan en forma de circuitos, es decir, haces varios ejercicios seguidos sin descansar, antes de volver a empezar por el principio y realizar de nuevo el circuito. De este modo, no permites que el ritmo cardíaco disminuya, con lo que consigues una rutina de cardio que quema calorías y un desafío de fuerza que reafirma los músculos. Los circuitos son enormemente eficaces, por eso constituyen la mayor parte de las rutinas del libro. Pero no te preocupes, también descansarás, solo que será un descanso activo. Muchas de

Por qué los entrenamientos en 15 minutos funcionan

las rutinas alternan los ejercicios de la parte superior y los de la parte inferior del cuerpo. Por ejemplo, harás una sentadilla, un press de pecho, un puente de cadera, un remo con mancuerna, etc., descansando muy poco o nada entre un ejercicio y otro. Así la parte superior descansará mientras trabaja la inferior.

¿Puedo hacer mis rutinas superrápidas en días consecutivos o es mejor espaciarlas?

Espácialas. Harás tres entrenamientos de resistencia a la semana en días alternos, con un día de descanso entremedio. Un día a la semana será para la rutina de HIIT que prefieras y otro día descansarás. Los investigadores del Centro Médico de la Universidad de Texas (EE.UU.) han observado en numerosos estudios que los entrenamientos de pesas en días alternos son ideales. Descubrieron que la síntesis de proteína muscular, que tiene lugar cuando se reparan los músculos, se mantiene elevada 48 horas después de un entrenamiento de resistencia. Así que si usas las pesas rusas el martes, tus músculos seguirán tonificándose y el metabolismo seguirá elevado hasta 2 días antes de volver al nivel normal.

¿Pero no debería hacer ejercicios de cardio cuatro veces por semana para perder peso?

Las rutinas de HIIT son en realidad mucho mejores para perder peso que los ejercicios de cardio tradicionales. Pero la verdad es que incluso los días de entrenamientos superrápidos de resistencia aumentarás el ritmo cardíaco. Hoy se sabe que el trabajo con pesas y los sprints característicos de los HIIT fortalecen el corazón y los pulmones y estimulan el sistema cardiovascular tanto o más que el ejercicio aeróbico. Así que casi todas las rutinas de este libro contarán como cardio.

Y no te preocupes, seguirás quemando mucha grasa, aunque trabajes bastante por encima de la zona «quema grasa». El ejercicio vigoroso puede quemar más hidratos de carbono almacenados mientras lo realizas, pero a la larga quema mucha más grasa. El esfuerzo intenso activa la liberación de hormonas como la adrenalina, que estimula la liberación de grasa de las células adiposas. «El cuerpo responde al esfuerzo intenso produciendo más mitocondrias (componentes celulares que generan energía) y enzimas que ayudan a quemar grasa, con lo que no solo quemas glucógeno (hidratos almacenados) sino también grasa», señala el doctor Martin Gibala, investigador de HIIT y profesor de quinesiología en la Universidad McMaster.

¿Tengo que apuntarme a un gimnasio?

Podrías, pero no es necesario. Muchas de las rutinas de 15 minutos puedes hacerlas en tu salón con un equipamiento mínimo (o ninguno). Y por unos 200 euros puedes montarte un gimnasio casero perfecto. Desde luego un buen gimnasio ofrece un mundo de posibilidades que no tendrás en casa. Algunas personas (entre ellas yo) sencillamente trabajan más intensamente y por períodos más largos en las instalaciones del gimnasio. Y a muchos hombres les inspira estar rodeados por otros que se entrenan como ellos, ya sea por el ansia de competir o por un sentimiento de camaradería. En un reciente estudio del Reino Unido se vio que entrenar en grupo puede duplicar la cantidad de endorfinas liberadas en comparación con entrenar solo.

Mi consejo: empieza ya. Haz los entrenamientos que puedas con lo que tienes y observa cómo te va. Si estás contento, pero te parece que te falta material para hacer bien el trabajo, consulta «Qué equipamiento necesito», en las páginas 16 y 17, y consíguelo. Si esto no te basta, deberías buscar algún gimnasio en tu localidad.

¿Necesito que alguien me ayude?

En general, no. La mayoría de las rutinas de este libro incluyen ejercicios que usan el peso del cuerpo o pesas ligeras que no te causarán problemas. Sin embargo, siempre que utilices pesos más pesados o levantes una barra por encima de la cabeza (por ejemplo, en un press de banca), es una buena medida de seguridad pedirle a un amigo que te supervise. Los accidentes son posibles.

¿Cómo sé si estoy trabajando suficientemente mis músculos?

Si te queda aliento para hacer la pregunta, puede que no lo estés haciendo. En serio, para las rutinas de fuerza, sigue las recomendaciones de «¿Cuánto peso debo levantar?», de la página 12. La última repetición o las dos últimas deberían ser difíciles. Debe costarte acabarlas con una buena forma y no resultarte fácil hacer más. Para los HIIT usa la prueba del habla, que mide cuántas palabras eres capaz de decir mientras te esfuerzas. Un grupo de investigadores ha comprobado que esta es una manera muy precisa de valorar la intensidad del ejercicio sin utilizar un medidor del ritmo cardíaco ni ningún otro aparato. Recomiendan usar un texto aprendido de unas 30 palabras. Funciona así:

- **Actividad de baja intensidad (calentamiento):** debes ser capaz de decir cómodamente el texto entero respirando en las pausas habituales.
- **Actividad aeróbica moderada:** cuando trabajas a este nivel, puedes recitar fácilmente entre 4 y 6 palabras cada vez y no debería costarte pronunciarlas. Realizarás esfuerzos de esta intensidad en la mayoría de los circuitos de resistencia.
- **Actividad de alta intensidad (intervalos):** este es el máximo esfuerzo (el que harás en las partes más duras de las rutinas de HIIT), y solo podrás decir una o dos palabras entre respiraciones. Sabrás que te has recuperado cuando puedas pronunciar de nuevo el texto entero.

Si entreno después de comer, ¿debo comer algo tras el ejercicio para recuperarme?

No hace falta, si has comido algo antes. La idea de que necesitas tomar algo que te ayude a recuperarte rápidamente tras el ejercicio proviene de investigaciones en atletas de resistencia que realizaban entrenamientos de 2½ horas. Tus rutinas de 15 minutos no agotarán tus reservas de glucógeno. Y al haber comido antes, tendrás energía suficiente.

¿Debo hacer estiramientos antes?

No es necesario hacer estiramientos estáticos, que es lo que la mayoría de la gente entiende por estirarse. Pero sí es importante calentar los músculos al menos brevemente para evitar lesiones y mejorar el rendimiento. Puedes hacer esto sin añadir mucho tiempo a los 15 minutos de entrenamiento simplemente corriendo en el sitio o realizando 20 jumping jacks y algunos escaladores de montañas. Otra estrategia es el estiramiento dinámico o activo, que consiste en estirarse mientras te mueves activamente. Prueba esta rutina recomendada por Eric Cressey, especialista diplomado en fuerza y acondicionamiento físico (CSCS, por sus siglas en inglés), que trabaja en Massachusetts como entrenador de atletas profesionales y olímpicos. Él la llama el microondas, porque calienta todo el cuerpo en solo 45 segundos. Haz 6 repeticiones de cada lado.

1. Abrazar la rodilla de pie *(estira los glúteos y flexores de la cadera)*. Ponte de pie con los pies separados. Acerca la rodilla izquierda al pecho y abrázala con las dos manos bajo la rótula. Llévala hacia el centro del pecho manteniéndote erguido. Suelta la rodilla y pasa al siguiente movimiento.

2. Zancada *(estira la ingle y las piernas)*. Da un paso con la pierna izquierda hacia la posición de las 11 del reloj. Agáchate lentamente hasta que el muslo izquierdo quede paralelo al suelo. (La rodilla derecha casi toca el suelo). Manteniendo la zona lumbar recta, inclínate hacia delante y apoya las dos manos en el suelo en la parte interna del pie izquierdo, preparado para pasar a la posición dinámica número 3.

3. Levantar el brazo *(trabaja la zona media de la espalda y el torso y activa el core)*. Mantén la mano izquierda en el suelo y levanta el brazo derecho rotando a la vez el torso hacia arriba. Los brazos deben formar una línea recta. Vuelve a llevar la mano derecha al suelo para regresar a la posición de zancada.

4. Alzar la cadera *(estira los isquiotibiales)*. Con las dos manos aún en el suelo, lleva las caderas atrás y estira las piernas. Avanza con la pierna derecha y vuelve a la posición de pie.

Ahora repite esta secuencia con la pierna y el brazo contrarios.

¿Qué equipamiento necesito?

Muchos de los ejercicios utilizan el peso del cuerpo; otros requieren material de fitness. Aquí te ofrecemos un resumen del equipo necesario para la mayoría de las rutinas superrápidas del libro.

MANCUERNAS: Las pesas de mano son esenciales. Se utilizan en muchas de las rutinas. Con unas cuantas variadas podrás trabajar todas las partes del cuerpo. No ocupan mucho espacio y son relativamente baratas. Además, las mancuernas permiten trabajar una amplitud de movimientos mayor que las máquinas o incluso que las barras de pesas. Para obtener mejores resultados, compra tres juegos: ligeras (de 1 kilo —para los hombros— a 7 kilos), medias (de 9 a 16 kilos) y pesadas (más de 18 kilos). Otra buena opción es un juego de mancuernas de peso ajustable, que ocupa menos espacio.

BANCO: Técnicamente, no hace falta. Puedes utilizar un fitball, una silla o incluso el suelo para muchos ejercicios tradicionales de banco. Pero en un banco es más fácil levantar pesos grandes con la postura adecuada, así que si vas a trabajar en casa, un banco puede ser una buena inversión. Busca uno ajustable, para hacer ejercicios con el banco inclinado hacia arriba y hacia abajo. Puedes encontrarlos en la mayorías de las tiendas de deporte.

BARRA Y PESAS EN DISCO: Si vas a un gimnasio, verás las barras olímpicas estándar de 2,20 metros. Pesan unos 20 kilos y son ideales para las sentadillas, zancadas, peso muerto y otros ejercicios para la parte inferior del cuerpo. Si te gustan, para casa puedes comprar barras más cortas y ligeras.

PESA RUSA O KETTLEBELL: Estas bolas con asas se empezaron a usar en Rusia hace décadas, pero han ganado popularidad en todo el mundo. Como su peso está descentrado (cuelga por debajo de tu mano), los ejercicios tradicionales de pesas cuestan más, porque los músculos estabilizadores deben trabajar más. El asa permite realizar diversos movimientos explosivos y de balanceo, que incrementan la fuerza y resistencia de la espalda, las piernas, los hombros y el core. Encontrarás rutinas de pesas rusas a partir de la página 218. Como las mancuernas, existen de diversos pesos. También puedes comprar un kit ajustable. Vienen con un asa de 2 kilos y pesos de 1 kilo que pueden añadirse, y así tendrás 7 pesas en una.

BALÓN MEDICINAL: Me encantan los balones medicinales, porque te ayudan a tonificar los abdominales y a reforzar el core sin necesidad de hacer un solo crunch. Además, para algunos tipos de entrenamiento no tienen rival. Los puedes encontrar de muchos tamaños, pesos y materiales. Si quieres sacar partido a tu inversión, compra uno con recubrimiento de goma y que rebote, para lanzarlo contra la pared y el suelo. Consulta las páginas 234-243 para encontrar rutinas con balón medicinal.

FITBALL: También conocida como pelota suiza o fisiobalón, esta pelota grande es el complemento perfecto para cualquier gimnasio casero. Resulta ideal para los entrenamientos de equilibrio y para tonificar el core. En un estudio realizado por el Occidental College de Los Ángeles en el que participaron 41 voluntarios, se observó que cuando se hacían crunches sobre un fitball en vez de en el suelo, la

33

Es el porcentaje de hombres que declaran no tener tiempo para ponerse en forma debido a su trabajo.

Por qué los entrenamientos en 15 minutos funcionan

actividad muscular en los abdominales superiores, inferiores y oblicuos aumentaba un 31, 38 y 24 %, respectivamente. También es posible usarlo en vez de un banco para los press de pecho y los ejercicios en posición sentada. Hoy en día puedes comprar fitballs en cualquier tienda de deportes o por internet.

BANDA ELÁSTICA: Si viajas mucho, elige unas cuantas bandas elásticas. No pesan nada, son baratísimas (menos de 20 euros) y llevarás un gimnasio completo en tu bolsa de mano. Puedes pisarla en el centro y agarrar los extremos para hacer curls de brazos, sujetar los extremos en los hombros para hacer sentadillas y pisarla con los dos pies para hacer remo vertical sin siquiera cambiar de posición. También puedes unir varias por los extremos formando una larga banda para realizar diversos movimientos de cadera, piernas y glúteos. Se encuentran en diferentes grosores que ofrecen distintas resistencias. Además, existen accesorios para fijar las bandas a marcos de puertas o postes.

RODILLO DE ESPUMA: No hay nada como estos cilindros de gomaespuma prensada para darte un automasaje que te ayude a relajarte. Haz rodar encima del rodillo cualquier parte del cuerpo dolorida dejando escapar un «Ah». Tanto el tamaño de 15 por 45 cm como el de 6 por 90 cm te irán bien. Los puedes encontrar en tiendas de deportes o pedirlos por internet.

COMBA: Cualquier cuerda para saltar puede servir, pero para disfrutar más la experiencia, utiliza una comba de cuentas hecha con tubitos de plástico ensartados en una cuerda. Las cuentas permiten que la cuerda conserve siempre la forma de U, lo que ayuda a mantener el ritmo.

BOSU: Este artilugio es una especie de fitball cortado por la mitad sobre una plataforma. Sirve para desarrollar fuerza y coordinación. Con la parte de la bola hacia arriba puedes hacer crunches, sentadillas y saltos pliométricos. Sobre la otra cara puedes hacer flexiones o ponerte de pie para ejercitar el equilibrio.

STEP O CAJA: Un step te proporciona una plataforma sólida para subir escalones, hacer flexiones con los pies elevados y saltos pliométricos. Si deseas más altura, puedes invertir en una plataforma de sentadillas regulable, que te ofrecerá una superficie antideslizante desde la que levantar pesas. También puedes subir y bajar para hacer steps, sentadillas a una pierna y otros muchos ejercicios de la parte inferior y superior del cuerpo.

15

Es el porcentaje que puede incrementarse tu resistencia si entrenas con música, según un estudio publicado en el *Journal of Sports & Exercise Psychology*.

Cómo utilizar este libro

Una guía fácil para conseguir un cuerpo más fuerte, definido y en forma, ¡en la mitad de tiempo!

Elige tres rutinas superrápidas de entrenamiento de resistencia a la semana: Prográmalas dejando un día de descanso entre los días de entrenamiento para que los músculos se recuperen. Una opción es el plan de lunes, miércoles y viernes que se muestra a continuación. Puedes hacer el mismo entrenamiento los 3 días (aunque después de 3 semanas debes variarlo, para que tu cuerpo no se acostumbre) o uno diferente cada día. Puedes elegir entrenamientos para todo el cuerpo o que trabajen grupos concretos de músculos; rutinas de preparación para algún deporte o para prevenir el dolor de espalda. Si tu objetivo tiene como meta un evento concreto (por ejemplo, las vacaciones en la playa o una reunión de exalumnos), debes llevar a cabo una rutina de cuerpo entero los tres días de la semana, para obtener resultados más rápidos. Pero una vez hayas logrado tu objetivo (y ese evento haya pasado), puedes cambiar a otro entrenamiento. Con este libro, podrás realizar rutinas personalizadas adaptadas a tus necesidades cambiantes.

Descansa y recupérate: El día siguiente a los entrenamientos duros, debes descansar, realizar estiramientos o hacer una rutina de 15 minutos que no sea de resistencia. También puedes hacer ejercicios de cardio suave, como un trote rápido o un paseo en bicicleta. Recomendamos hacer algo tranquilo, pero es opcional. Tú decides.

Elige una rutina de HIIT: Una vez a la semana (por ejemplo, el sábado), ofrece a tu cuerpo el desafío de una rutina de HIIT, tu arma secreta para quemar grasa y perder peso.

Tómate 1 día libre a la semana: ¡Ya está! Ahora tendrás un montón de tiempo libre para hacer lo que te apetezca.

Ejemplo de un plan semanal de rutinas de 15 minutos

Lunes	Martes	Miércoles	Jueves	Viernes	Sábado	Domingo
Rutina de Tu cuerpo es la barra de pesas	Descanso, caminata rápida, cardio suave, rutina especializada (opcional)	**Rutina clásica del levantador de pesas**	Descanso, estiramientos, cardio suave o rutinas no de resistencia (opcional)	**Rutina para saco de arena**	**Rutina de HIIT al aire libre**	Disfruta todo el tiempo ahorrado en lo que te apetezca

Capítulo 2
El sistema superrápido de pérdida de peso

Comer sano no tiene por qué complicarte la vida
ni hacerte perder el tiempo

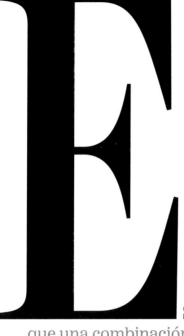stá demostrado

que una combinación de buena alimentación y ejercicio regular funciona mucho mejor que tan solo la práctica de deporte. Si no te puedes resistir y tienes que hacer una sesión de entrenamiento ahora mismo, vuelve dentro de 15 minutos y lee este capítulo. Encontrarás muchos estudios que respaldan lo que parece de sentido común.

Hace unos años, la Universidad de Pensilvania (EE.UU.) realizó un estudio entre personas obesas. Dividieron a los voluntarios en dos grupos. El primero debía consumir pan, pasta y arroz solo en forma integral. El segundo debía evitar los cereales integrales y mantener su dieta habitual de cereales refinados. Se pidió a los dos grupos que practicaran ejercicio moderado de manera regular. Tras 12 semanas, los participantes que habían comido cereales integrales habían perdido un porcentaje significativamente mayor

El sistema superrápido de pérdida de peso

de grasa abdominal que los otros. Con el mismo grado de ejercicio, una dieta más sana marcó la diferencia y no solo en el peso. En el grupo de cereales integrales se redujo un 38 % la proteína C reactiva, un parámetro del riesgo de enfermedad cardíaca y diabetes; en el grupo de cereales refinados no hubo cambio.

Para potenciar el ejercicio y la quema de calorías, debes comer con sentido común y no de cualquier manera. Por eso hemos desarrollado el sistema superrápido de pérdida de peso, un plan basado en comer proteínas magras y saludables (que tu cuerpo utiliza para crear músculo) y alimentos quemagrasas especiales para complementar los entrenamientos de este libro. Tanto si quieres perder peso como si no, esta es una dieta sana que puedes mantener de por vida.

Menos carbohidratos, más proteínas

El sistema superrápido de pérdida de peso se basa en el descubrimiento científico de que, en las dietas, a menudo la mayor parte del peso que se pierde proviene del músculo y no de la grasa. ¿Cómo adelgazar entonces sin perder la importantísima musculatura para quemar calorías? Reduciendo los hidratos de carbono y aumentando las proteínas, y realizando entrenamientos de resistencia.

Numerosos estudios han demostrado que para ganar músculo magro y perder grasa, no hay nada como la proteína.

En un estudio publicado en *Nutrition Metabolism*, los participantes que incrementaron su ingesta proteica en un 30 %, tomaron 250 calorías menos al día y perdieron unos 5 kilos en 12 semanas, sin ninguna otra medida dietética.

El entrenamiento de fuerza requiere proteína, que se transforma en músculo. En un estudio realizado con 48 voluntarios en la Universidad de Illinois (EE.UU.), aquellos que combinaron un entrenamiento de resistencia con una dieta rica en proteínas perdieron 10 kilos (y solo 450 g de músculo), y el grupo que siguió una dieta rica en carbohidratos con las mismas calorías solo perdió 6,8 kilos.

Otros estudios demuestran el efecto de reducir los carbohidratos en la pérdida de peso. En una revolucionaria investigación de la Universidad de Connecticut (EE.UU.), personas con sobrepeso siguieron una dieta baja en carbohidratos como la que presentamos aquí y entrenamiento de pesas 3 días a la semana. Perdieron 10 kilos, casi 1 kilo semanal, y la mayoría de esos kilos (un 97 %) eran de grasa.

Al igual que los entrenamientos de este libro, el sistema superrápido de pérdida de peso está pensado para que funcione de manera rápida y eficiente. Y con esto no nos referimos solo a resultados rápidos, sino también a que hace falta poco tiempo y esfuerzo para seguirlo.

37

Es el porcentaje de la ingesta diaria de azúcar que, como media, proviene de picar entre horas en hombres de entre 20 y 49 años.

Todo lo que hay que saber sobre el sistema superrápido de pérdida de peso

CÓMO COMPRAR EL MEJOR PAN

Consulta la lista de ingredientes:

• ¿El principal ingrediente es un cereal integral?

• ¿Cada rebanada tiene 2 o más gramos de fibra?

• ¿Contiene insulina o polidextrosa?

La respuesta a las 2 primeras preguntas debe ser «sí» y a la tercera, «no». En los cereales integrales no se elimina ningún nutriente. Esto quiere decir que comes fibra natural, no insulina ni poilidextrosa, dos aditivos artificiales para aumentar la fibra.

Con el sistema superrápido de pérdida de peso, comerás más, no menos, pero ayudarás a que tu cuerpo se active para quemar los depósitos de grasa. Además, disfrutarás de una mayor cantidad de proteínas procedentes de fuentes como los huevos, el queso, la carne de vacuno, las aves y el pescado, y una buena proporción de grasas naturales. Las investigaciones demuestran que de este modo se controla mejor el azúcar en la sangre, el hambre y los antojos. Así perderás peso más deprisa y fácilmente; y sin pasar hambre, que es la razón principal por la que se abandonan las dietas.

Qué comer

Este plan es increíblemente sencillo: puedes comer cualquier combinación de estas 3 categorías: proteínas de alta calidad, verduras con poco almidón y grasas naturales (consulta la tabla de la página 27). Entre horas pica frutos secos, semillas o frutas bajas en calorías y no olvides beber mucha agua. Come así hasta que estés satisfecho (¿quién tiene tiempo de contar calorías?) y quemarás enseguida la grasa. Rutinas rápidas, pérdida de peso rápida y resultados rápidos. De eso trata este libro.

Las normas

Incluye proteína de alta calidad en cada comida.

La proteína ayuda a quemar kilos desde muchos frentes. El simple hecho de comerla consume energía. Alrededor de un 25 % de las calorías de las proteínas se quema en la digestión, absorción y cambios químicos provocados por la digestión. Por eso las proteínas tienen menos impacto calórico que la mayoría de los alimentos. Además, reducen el apetito, porque su digestión requiere más tiempo. Otra ventaja es que las proteínas también conservan el tejido muscular ganado a pulso, que activa el metabolismo, mientras pierdes grasa. Un estudio reciente,

El sistema superrápido de pérdida de peso

publicado en *Medicine and Science in Sports and Excercise*, demostró que una dieta para adelgazar con un 35 % de sus calorías en forma de proteínas mantenía la masa muscular en los atletas, mientras que otra dieta con solo un 15 % dio lugar a una pérdida media de 1,5 kilos de músculo en solo 2 semanas.

Es importante sobre todo que tomes un desayuno rico en proteínas. En un estudio de la Universidad de Purdue (EE.UU.), se comprobó que comer proteína magra (como jamón, clara de huevo o yogur bajo en grasa) en el desayuno te mantiene saciado más tiempo que si comes en otros momentos del día. De este modo, no necesitarás picar dulces después. Procura tomar al menos 30 gramos de proteína en el desayuno, como recomienda el experto en nutrición Joan Salge Blake, de la Universidad de Boston (EE.UU.). Recuerda que la proteína crea músculo: con cada 10-15 gramos de proteína se activa la síntesis proteica, lo que significa que el cuerpo puede reparar y formar músculo (también significa mayor gasto calórico debido a esta actividad metabólica); y con un mínimo de 30 gramos, la síntesis dura unas 3 horas, lo que se traduce en más crecimiento muscular a lo largo del día.

Incluye un poco de grasa. Hace años, con la moda de las dietas bajas en grasa, intentamos eliminar cualquier gramo de grasa de la comida. ¿Y qué pasó? Que todos engordamos. Ahora hemos comprendido el papel esencial de las grasas en el control de las calorías y en el metabolismo lipídico. El ácido oleico, una grasa insaturada presente en el aceite de oliva, frutos secos y aguacate, disminuye el hambre, según un estudio publicado en la revista *Cell Metabolism*. Cuando se digiere, se transforma en un compuesto que activa indirectamente las señales de inhibición del hambre que llegan al cerebro. Los ácidos grasos omega 3, que se encuentran en alimentos grasos como el salmón y el aguacate, ayudan a reducir la grasa del cuerpo y los triglicéridos y aumentan el colesterol bueno (HDL, por sus siglas en inglés). Cuida las raciones para que la cantidad de grasa sea equilibrada respecto a los otros nutrientes. Mientras se pierda peso, la ingesta de grasa es correcta.

Reduce las féculas. Desde 1980, la ingesta de calorías ha aumentado en unas 500 por día, de las cuales casi un 80 % se debe a los carbohidratos; la prevalencia de la obesidad también se ha incrementado en un 80 %, lo que no es casual. Por ello, restringe la cantidad de alimentos ricos en carbohidratos, como pan blanco, pasta, arroz, golosinas, repostería y patatas. Piensa que la fécula, o almidón, es como el azúcar disfrazado. (Una de mis descripciones favoritas de los espaguetis es «azúcar en tiras».) De hecho, el almidón está formado por glucosas agrupadas y unidas por enlaces químicos. Estos enlaces empiezan a disolverse al entrar en contacto con la saliva de la boca, y la glucosa pasa enseguida a la sangre. En consecuencia, el almidón incide más en el nivel de azúcar en la sangre que la sacarosa. Además, promueve la acumulación de grasa. Cuando comas féculas, procura elegir cereales integrales o un pequeño boniato, pues al menos contienen fibra, que reducirá el aumento de azúcar en la sangre. O mejor aún, toma quinoa, que es rica en proteínas y contiene más fibra y menos carbohidratos que la mayoría de los cereales. No tomes más de dos raciones de fécula diarias.

Aumenta las frutas y verduras. Estos alimentos saludables y saciantes son tu seguro para mantener la dieta, y nunca te pasarás comiéndolas. En un estudio de la Universidad Estatal del Downstate Medical Center de Nueva York (EE.UU.), cuando los investigadores evaluaron a más de 2.000 participantes que realizaban una dieta baja en carbohidratos, descubrieron que, como media, los que más peso perdieron fueron los que comieron al menos cuatro raciones diarias de verduras con bajo contenido de almidón. Probablemente esto se deba a que estos alimentos contienen abundante fibra (y agua) que te dejan lleno y satisfecho con menos calorías. Y, por supuesto, las verduras están repletas de vitaminas y minerales esenciales que ayudan a prevenir las enfermedades. Aunque la fruta también contiene estos nutrientes,

debes controlar un poco más su consumo. En nuestro sistema superrápido de pérdida de peso recomendamos tomar frutas ricas en nutrientes y bajas en calorías, como las bayas y el melón, pero no los plátanos y otros frutos comunes como la piña, las naranjas, las uvas y las peras, por su elevado contenido de fructosa.

Toma tentempiés de frutos secos, semillas y fruta baja en calorías. Añade frutos secos a tu dieta diaria, pero no los tomes a puñados: Una ración de frutos secos debe pesar no más de 30 gramos, lo que equivale a unos 35 cacahuetes, 24 almendras o 18 anacardos. Limítate a dos raciones diarias. Media taza de fruta baja en calorías es una ración. También puedes prepararte un batido de fruta con proteínas cuando te ataque el hambre a media tarde o después de hacer ejercicio.

Evita las calorías líquidas. Los refrescos azucarados (incluidos los zumos) son responsables de 1 de cada 10 calorías que consumimos. Si sustituyes tus bebidas habituales por agua y té sin azúcar, ganarás una enorme ventaja en la pérdida y el mantenimiento del peso.

148

Es la media de calorías que contienen 0,35 litros de una bebida de cola.

LOS 15 MEJORES ALIMENTOS PARA QUEMAR GRASA

Nada más entrar en tu boca empezarán a reducir tu cintura, gracias a que generan músculo, ayudan a quemar grasa o utilizan energía (es decir, queman calorías) por el simple hecho de digerirlos. ¡Hazte con ellos ya!

Almendras y otros frutos secos (con piel)
Generan músculo y reducen el ansia de comer

Productos lácteos (queso, yogur y leche bajos en grasa o desnatados)
Fortalecen los huesos y estimulan la pérdida de peso

Huevos
Ayudan a ganar músculo y a quemar grasas

Pavo y otras carnes sin grasa
Generan músculo y fortalecen el sistema inmunitario

Bayas
Favorecen la sensación de saciedad y evitan los antojos

Continúa en la página siguiente

El sistema superrápido de pérdida de peso

Aceite de enova (aceite de soja y canola)
Ayuda a sentirse saciado y no se acumula fácilmente como grasa

Mantequilla de cacahuete
Aumenta la testosterona, quema grasa y genera músculo

Pescado azul (como salmón, atún y caballa)
Potencia la sensación de saciedad y la quema de grasas

Pomelo
Reduce la insulina, regula el nivel de azúcar en la sangre y el metabolismo

Té verde
Activa la combustión de grasa

Guindillas
Activan el metabolismo

Espinacas y verduras de hoja verde
Reducen los radicales libres y ayudan a la recuperación para generar más músculo

Cereales integrales, quinoa y arroz integral
En pequeñas dosis evitan que se almacene grasa

Legumbres
Generan músculo, ayudan a quemar grasas y regulan la digestión

Suero de leche
Genera músculo y quema grasa

Instrucciones para las comidas

Recuerda que comer sano debe ser algo simple y fácil, si no enseguida te hartarás y echarás mano de cualquier comida preparada. Así que no te compliques la vida. Si preparas comidas basadas en proteínas y verduras, irás sobre seguro (¡y perderás peso!). Aquí tienes un ejemplo de un menú para todo un día.

DESAYUNO: Los huevos, como quiera que los prepares, son el alimento perfecto para desayunar. Añade un poco de queso, unas rodajas de pimiento y tomate y algo de carne, como unas salchichas de carne magra o lomo ahumado.

MEDIA MAÑANA: Un puñado de frutos secos, un yogur desnatado, un batido de proteínas o un poco de queso y unas bayas te ayudarán a mantenerte activo toda la mañana.

COMIDA: Debe consistir en una ensalada abundante y sustanciosa. Mezcla verduras y hortalizas con atún, pollo o ternera. También podrías tomar una hamburguesa, ensalada de huevo, un enrollado de atún con lechuga o simplemente las sobras de la noche anterior.

MERIENDA: Para superar el bajón de media tarde, recarga las proteínas. Un batido de suero de leche o un poco de apio con mantequilla de frutos secos bastará.

CENA: La cena es fácil. Solo tienes que añadir a tu carne favorita una buena guarnición de las verduras recomendadas, y estarás dentro de la dieta. No te límites al pollo con brócoli (aunque es una combinación excelente), porque te aburrirás pronto. Prueba un sabroso acompañamiento de coliflor y coles de Bruselas al horno con aceite y ajo. Prepara unos espárragos a la plancha y un bistec. Utiliza la imaginación y observa como los kilos se esfuman.

Qué beber

Toma bebidas que no contengan más de 5 calorías por vaso. El agua es la más fácil, pero es un poco aburrida. Súrtete bien de infusiones de hierbas o incluso disfruta tu café (pero sin azúcar). Puedes tomar refrescos *light* alguna vez, pero opta por bebidas más sanas siempre que sea posible.

En cuanto al alcohol, si quieres resultados rápidos, suprímelo del todo. (El alcohol favorece la acumulación de calorías en forma de grasa.) Si te cuesta renunciar a la cerveza, tómate una o dos por día (o copas de vino) como mucho. Y evita a toda costa los combinados. Las mezclas con zumos o refrescos azucarados añaden calorías rápidamente.

PROTEÍNAS DE ALTA CALIDAD	VERDURAS CON BAJO CONTENIDO DE ALMIDÓN*		GRASAS NATURALES
Carne de vacuno	Alcachofas	Verduras de hoja verde	Aguacate
Queso	Espárragos	Champiñones	Mantequilla
Huevos	Col china	Cebolla	Aceite de coco
Pescado	Brócoli	Pimientos	Frutos secos y semillas
Cerdo	Coles de Bruselas	Rábanos	Aceitunas, aceite de oliva y de canola
Aves	Zanahorias	Espinacas	
Soja	Coliflor	Tomates	Aliños grasos para ensalada
Suero de leche y caseína en polvo	Apio	Nabos	
	Pepinos	Calabacín	

Cualquier verdura excepto patatas, guisantes y maíz.

Cómo lograr que funcione

Si esta forma de comer es totalmente nueva, al principio puede costarte. Aquí tienes una guía para solucionar algunos de los problemas comunes.

Problemas digestivos. Introduce las verduras ricas en fibra poco a poco, para que tu cuerpo pueda fabricar las enzimas necesarias para digerirlas. Si crees que no estás consumiendo fibra suficiente, toma un suplemento.

Cambios de humor. Al cambiar de estilo de alimentación, a veces el cuerpo protesta haciendo que te sientas malhumorado o cansado. Esto debe durar un par de días.

Si se alarga una semana, asegúrate de estar tomando bastante líquido para mantenerte hidratado y, desde luego, suficiente grasa. Con esta dieta quemas más grasa; por ello, es esencial que consumas esta importante fuente de energía.

El número de la báscula no cambia. Si no pierdes peso, haz un recuento rápido de calorías. Quizá consumas demasiadas. Multiplica el peso al que deseas llegar por 26,5. Esas son las calorías que debes consumir al día. Cuéntalas unos días para saber a qué cantidad de comida equivalen. Muchos no tenemos el sentido adecuado de las proporciones.

EVITA LAS SUBIDAS BRUSCAS DE AZÚCAR

Los alimentos ricos en almidón y azúcar provocan una subida rápida del nivel de glucosa en sangre seguida de un bajón, lo que retrasará el logro de tu objetivo de un nuevo cuerpo. Estos son algunos de los alimentos «culpables» que debes evitar (o, si se trata de fruta, reducir):

Plátanos

Productos de bollería

Golosinas

Patatas fritas

Galletas

Uvas

Helado

Pasta (no integral)

Arroz (blanco)

Refrescos

Té edulcorado

Zumos de fruta

Pan blanco

Capítulo 3
Rutinas para entrenar en 15 minutos

La manera más fácil de generar músculo, quemar calorías
y perder peso en un tiempo récord

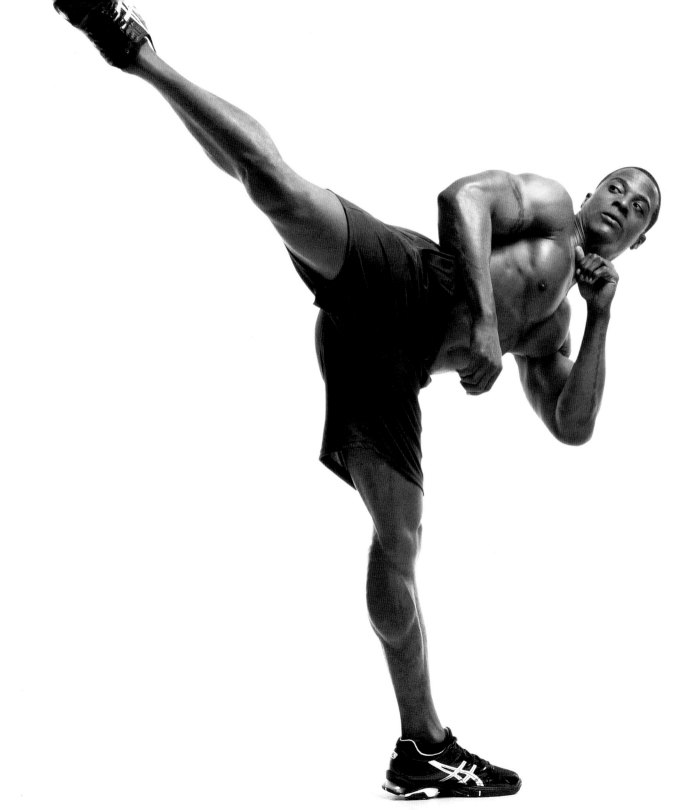

Rutinas super-rápidas de cuerpo entero

No más excusas. Todo el mundo puede encontrar 15 minutos 4 días a la semana para algo tan importante como su salud, bienestar y aspecto físico. Empezaremos los entrenamientos con un conjunto de circuitos de cuerpo entero adecuados para todos, desde principiantes hasta avanzados. Cada rutina incluye ejercicios estimulantes que pondrán a prueba tus músculos desde todos los ángulos y velocidades, para que ninguna fibra muscular se quede sin trabajar. Además (como tu cuerpo también incluye el cerebro), hemos incluido rutinas cuerpo-mente, como la rutina antiestrés de 15 minutos. Este es un complemento perfecto para los entrenamientos de resistencia y puede hacerse en cualquier momento para eliminar el estrés y mejorar la flexibilidad.

Empieza con el peso de tu cuerpo...

Si hace tiempo que no entrenas, te recomendamos comenzar por las rutinas que usan solo el peso corporal. Como no requieren equipo adicional, podrás empezarlas inmediatamente. Además, están diseñadas para estirar y reforzar los músculos clave de todo el cuerpo, activándolos para las rutinas más avanzadas de este capítulo y las más especializadas de más adelante. Eso no significa que sean fáciles. Estas rutinas que no precisan gimnasio ni equipo son algunas de las más duras y eficaces. Con los ejercicios calisténicos de nivel inicial, intermedio y avanzado desarrollarás la fuerza y el vigor aeróbico necesarios para los entrenamientos con pesas posteriores.

Encuéntralo rápido: Tu circuito de 15 minutos de cuerpo entero

CÓMO HACER UN CIRCUITO

Los circuitos son entrenamientos rápidos que combinan los beneficios de acelerar el ritmo cardíaco del ejercicio aeróbico con el desarrollo muscular del entrenamiento de resistencia. En un circuito, haces una serie de cada ejercicio descansando solo brevemente (10-30 segundos como máximo) antes de pasar al siguiente. Solo tras completar la lista de ejercicios, vuelves atrás y repites estos. Entre un circuito y otro descansa 1-3 minutos.

Rutina de fuerza y agilidad: nivel inicial

Cuatro ejercicios. Es lo único que hace falta para activar la combustión de la grasa y desarrollar músculos que propulsen el metabolismo, siempre que se hagan con suficiente intensidad y con una forma perfecta. Puedes perder 2 kilos de grasa y ganar 1 kilo de músculo en tan solo 8 semanas con una rutina básica de cuerpo entero. (Algunos lo lograrán incluso antes.) Esta rutina de alta intensidad en intervalos, creada por Robert dos Remedios, entrenador de fuerza y acondicionamiento físico del College of the Canyons, en California (EE.UU.), es una rutina para principiantes perfecta para ponerse de nuevo en forma.

EMPIEZA POR AQUÍ: Realiza cada movimiento durante 30 segundos, descansa como máximo otros 30 y luego continúa con el siguiente ejercicio. Repite el circuito tantas veces como puedas hasta completar los 15 minutos.

Flexiones estilo yudo

TRABAJAS el pecho, los brazos, la espalda y el core.

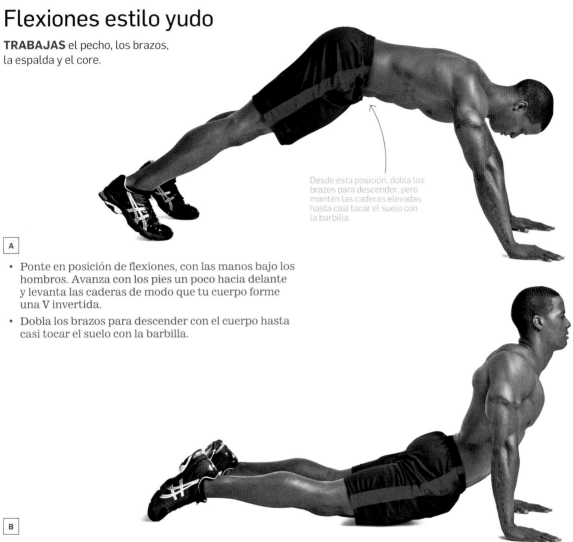

Desde esta posición, dobla los brazos para descender, pero mantén las caderas elevadas hasta casi tocar el suelo con la barbilla.

A

- Ponte en posición de flexiones, con las manos bajo los hombros. Avanza con los pies un poco hacia delante y levanta las caderas de modo que tu cuerpo forme una V invertida.
- Dobla los brazos para descender con el cuerpo hasta casi tocar el suelo con la barbilla.

B

- En la posición baja de flexiones, lleva la cabeza y los hombros hacia arriba a la vez que bajas las caderas hasta que casi toquen el suelo. Invierte el movimiento y repite.

REPETICIONES: Tantas como puedas en 30 segundos.

Zancada sube y baja

TRABAJAS los cuádriceps, los glúteos, los isquiotibiales y los gemelos.

A

- Colócate de pie con los pies separados a la anchura de tus caderas y las manos apoyadas en estas.

B

- Da una zancada hacia delante con la pierna derecha y desciende hasta que la izquierda quede flexionada 90 grados y casi toque el suelo.

C

- En un solo movimiento, lleva el cuerpo hacia atrás estirando la pierna derecha y realizando con esta la zancada inversa.
- Ahora la pierna izquierda estará delante y la derecha flexionada 90 grados y casi tocando el suelo.
- Sigue alternando las zancadas adelante y atrás.
- Repite el ejercicio realizando las zancadas adelante y atrás con la pierna izquierda.

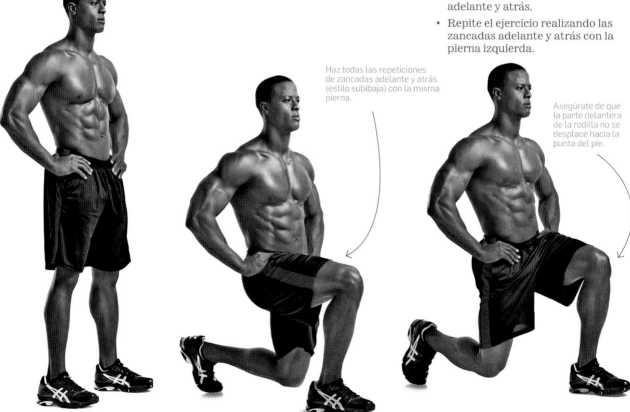

Haz todas las repeticiones de zancadas adelante y atrás (estilo subibaja) con la misma pierna.

Asegúrate de que la parte delantera de la rodilla no se desplace hacia la punta del pie.

REPETICIONES: Tantas como puedas con la pierna derecha en 30 segundos; luego repite con la izquierda otros 30 segundos.

Deslizamiento en pared

TRABAJAS los dorsales, los trapecios y los deltoides.

A

- Ponte de pie con el trasero, la parte alta de la espalda y la cabeza apoyados en la pared. Los brazos están estirados hacia arriba, con los hombros, codos y muñecas también en contacto con la pared.

El punto medio; intenta flexionar los brazos hasta que los codos queden plegados a cada lado.

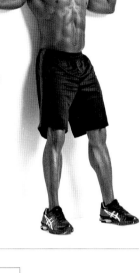

B

- Manteniendo estos puntos de contacto, dobla los brazos hasta que los codos queden plegados a cada lado. Debes sentir una contracción en los hombros y en los músculos entre los omóplatos.
- Invierte el movimiento.

REPETICIONES: Despacio, tantas como puedas en 30 segundos.

Plancha con extensión de brazos

TRABAJAS todos los abdominales que sostienen la espalda.

TRUCO: *Para superar la dificultad, empieza con flexiones escalonadas, poniendo una mano 30 cm por delante de la otra.*

Prueba a estirar el brazo del todo.

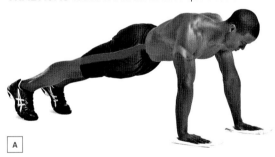

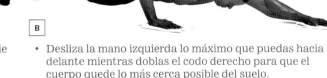

A

- Empieza en la posición de flexiones sobre una superficie lisa. Apoya las manos en toallitas, deslizadores, discos deslizantes o platos de papel situados en el suelo justo debajo de los hombros.

REPETICIONES: Tantas como puedas en 30 segundos, alternando los brazos.

B

- Desliza la mano izquierda lo máximo que puedas hacia delante mientras doblas el codo derecho para que el cuerpo quede lo más cerca posible del suelo.
- Lleva de nuevo la mano izquierda hasta la posición inicial a la vez que empujas con el brazo derecho.
- Repite, deslizando esta vez la mano derecha hacia delante y doblando el brazo izquierdo.

Aquí tampoco hace falta gimnasio ni equipo. Estas dos rutinas usan movimientos multimusculares que elevan el ritmo cardíaco, para que la grasa se funda mientras ganas músculo. Además refuerzan el core y afinan el equilibrio, lo que evitará las lesiones cuando trabajes duro. Alterna las rutinas 1 y 2 descansando un día entremedio.

EMPIEZA POR AQUÍ:
Alterna entre la Sentadilla en Y y las Flexiones Spiderman, haciendo tres series de cada una. Haz los otros ejercicios como un circuito (sin descanso). Al acabar la Zancada Spiderman, vuelve al combo de Sentadilla y salto, y haz dos circuitos más.

Sentadilla en Y

TRABAJAS
los cuádriceps, los glúteos y los isquiotibiales.

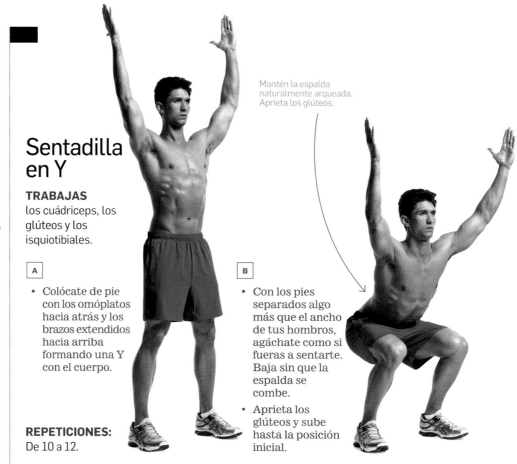

Mantén la espalda naturalmente arqueada. Aprieta los glúteos.

A

- Colócate de pie con los omóplatos hacia atrás y los brazos extendidos hacia arriba formando una Y con el cuerpo.

B

- Con los pies separados algo más que el ancho de tus hombros, agáchate como si fueras a sentarte. Baja sin que la espalda se combe.

- Aprieta los glúteos y sube hasta la posición inicial.

REPETICIONES:
De 10 a 12.

Flexiones Spiderman

TRABAJAS el pecho, los brazos y el core.

A

- Ponte en la posición clásica de flexiones con las piernas estiradas y los abdominales contraídos.

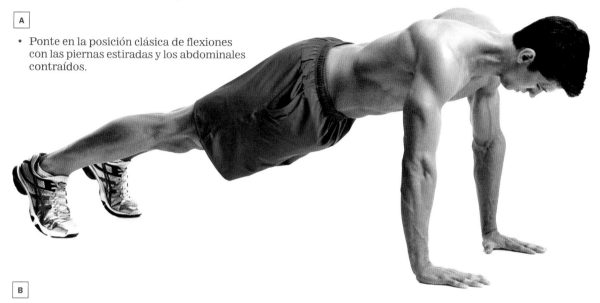

B

- Al descender, dobla la pierna derecha y rota la rodilla derecha de modo que vaya más allá del codo derecho. No arrastres el pie y procura no girar el torso.

- Al subir, lleva la pierna de nuevo a la posición inicial y acerca ahora la pierna izquierda al codo izquierdo. Esto es 1 repetición.

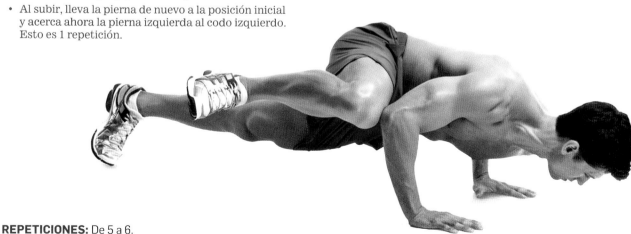

REPETICIONES: De 5 a 6.

Sentadilla con salto

TRABAJAS las fibras musculares de contracción rápida de las piernas.

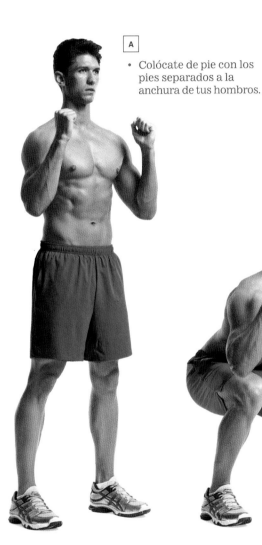

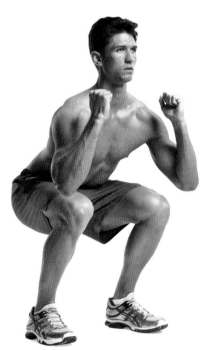

A
- Colócate de pie con los pies separados a la anchura de tus hombros.

B
- Desciende lo más que puedas llevando las caderas hacia atrás y doblando las rodillas
- Haz una pausa y ponte de pie.

Da un salto explosivo, manteniendo la distancia entre los pies. Cae suavemente y haz enseguida una sentadilla.

C
- Haz otra sentadilla, pero esta vez salta después tan alto como puedas. Esto es 1 repetición.
- Al caer, realiza una sentadilla normal. Sigue alternando las sentadillas y los saltos.

REPETICIONES: De 8 a 10.

Peso muerto rumano a una pierna

TRABAJAS la zona lumbar, el core y los glúteos.

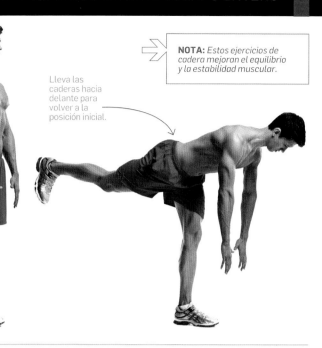

NOTA: *Estos ejercicios de cadera mejoran el equilibrio y la estabilidad muscular.*

Lleva las caderas hacia delante para volver a la posición inicial.

A

- Ponte de pie sobre el pie izquierdo, con el derecho levantado detrás y los brazos colgando delante.

B

- Manteniendo el arco natural de la espalda, lleva las caderas atrás y las manos y la parte superior del cuerpo hacia el suelo.
- Aprieta los glúteos y presiona el talón contra el suelo para ponerte de nuevo de pie.
- Haz todas las repeticiones y luego repite lo mismo con el pie derecho.

REPETICIONES: De 8 a 10 por pierna.

Zancada Spiderman

TRABAJAS el pecho, el core y las piernas.

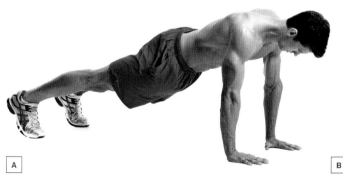

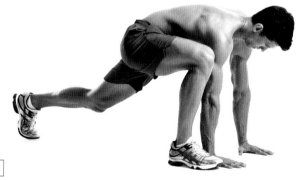

A

- Ponte en la posición clásica de flexiones con las manos justo debajo de los hombros, las piernas rectas y los abdominales apretados.

REPETICIONES: De 8 a 10.

B

- Levanta el pie derecho del suelo, flexiona la rodilla y pon el pie junto a la parte externa de la mano derecha.
- Vuelve a la posición inicial y da una zancada con la pierna izquierda hacia la mano izquierda. Esto es 1 repetición.

EMPIEZA POR AQUÍ:
Alterna entre la Sentadilla con peso corporal y las Flexiones con los codos junto al cuerpo, haciendo tres series de cada una. Haz luego los otros tres ejercicios como un circuito (de nuevo sin descanso). Haz tres circuitos completos con estos tres ejercicios.

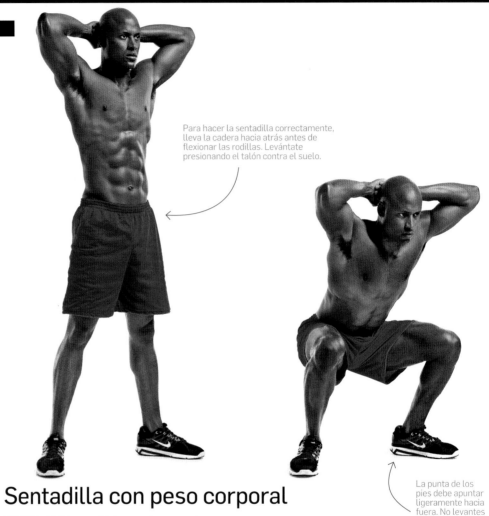

Para hacer la sentadilla correctamente, lleva la cadera hacia atrás antes de flexionar las rodillas. Levántate presionando el talón contra el suelo.

La punta de los pies debe apuntar ligeramente hacia fuera. No levantes los talones al agacharte.

Sentadilla con peso corporal

TRABAJAS los cuádriceps y los gemelos.

A

- Colócate de pie con las manos detrás de la cabeza, el pecho hacia fuera y los codos atrás.

REPETICIONES: De 10 a 12.

B

- Flexiona las rodillas y desciende lo máximo posible como para sentarte sin perder el arco natural de la espalda.
- Aprieta los glúteos y vuelve a la posición inicial.

Flexiones con codos junto al cuerpo

TRABAJAS los bíceps, los tríceps y el pecho.

Mantén la cabeza alineada con el cuerpo en todo el movimiento.

A

- Ponte en la posición normal de flexiones, pero con las manos un poco menos separadas que el ancho de tus hombros, para que sea más fácil pegar los codos al cuerpo. Los brazos deben estar rectos.

B

- Manteniendo los codos junto al cuerpo, dobla los brazos para descender hasta que el pecho quede a unos 2-3 cm del suelo y vuelve a subir.

Al bajar hacia el suelo, mantén la parte superior de los brazos y los codos junto al cuerpo. De este modo el acento se pone en los tríceps.

Coloca las manos separadas unos 15 cm o un poco más si tu pecho es ancho.

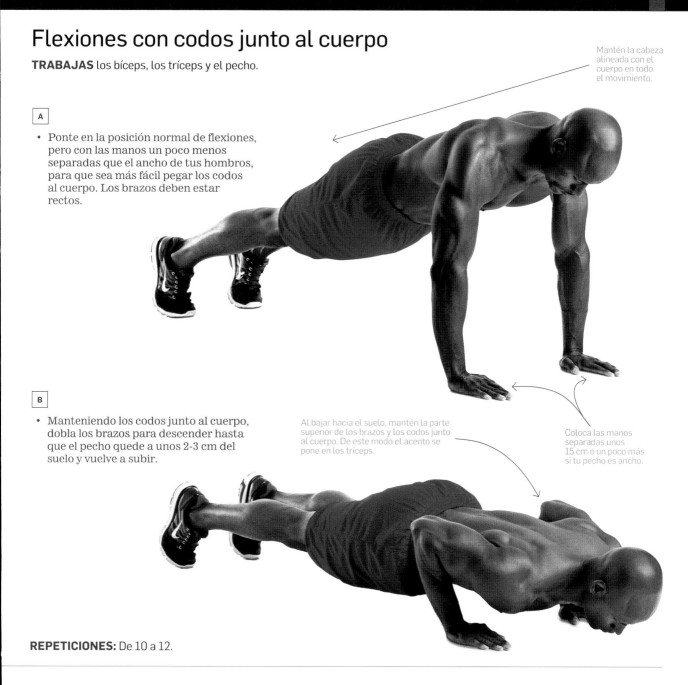

REPETICIONES: De 10 a 12.

41

Zancada frontal en 5 segundos

TRABAJAS los cuádriceps y los gemelos.

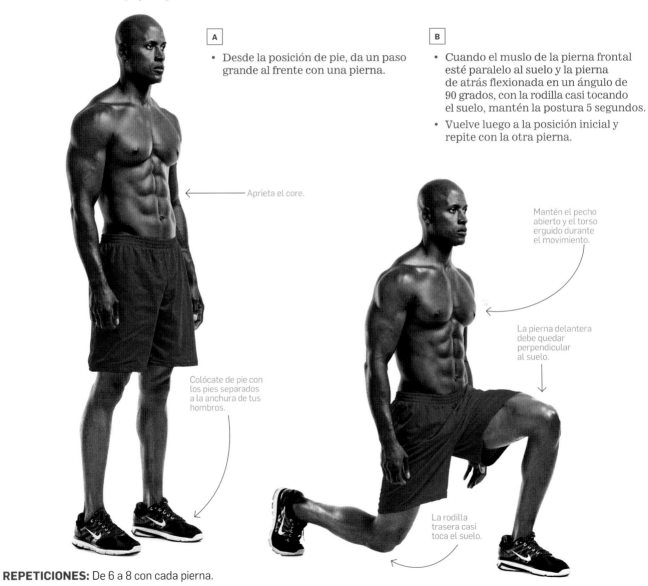

A

- Desde la posición de pie, da un paso grande al frente con una pierna.

B

- Cuando el muslo de la pierna frontal esté paralelo al suelo y la pierna de atrás flexionada en un ángulo de 90 grados, con la rodilla casi tocando el suelo, mantén la postura 5 segundos.
- Vuelve luego a la posición inicial y repite con la otra pierna.

Aprieta el core.

Colócate de pie con los pies separados a la anchura de tus hombros.

Mantén el pecho abierto y el torso erguido durante el movimiento.

La pierna delantera debe quedar perpendicular al suelo.

La rodilla trasera casi toca el suelo.

REPETICIONES: De 6 a 8 con cada pierna.

Steps

TRABAJAS los glúteos y los isquiotibiales.

TRUCO: *Para que resulte más difícil, extiende los brazos frente a ti, paralelos al suelo, durante todo el movimiento.*

Apoya todo el pie en el banco, con los dedos sobresaliendo.

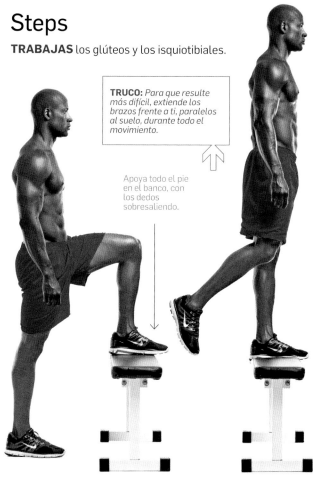

A

- Con los brazos a los lados, pon un pie en un step de unos 60 cm de altura.

B

- Presiona hacia abajo con el talón para estirar la pierna y subir la otra.
- Vuelve a la posición inicial. Haz todas las repeticiones con una pierna antes de repetir el movimiento con la otra.

REPETICIONES: De 8 a 10 con cada pierna.

Salto

TRABAJAS los músculos de contracción rápida de las piernas.

A

- Colócate de pie con los pies separados a la anchura de tus hombros. Agacha las caderas y las rodillas.

B

- Da un salto explosivo lo más alto que puedas. Cae suavemente, y luego agáchate y repite.

Lleva las caderas atrás para tomar impulso.

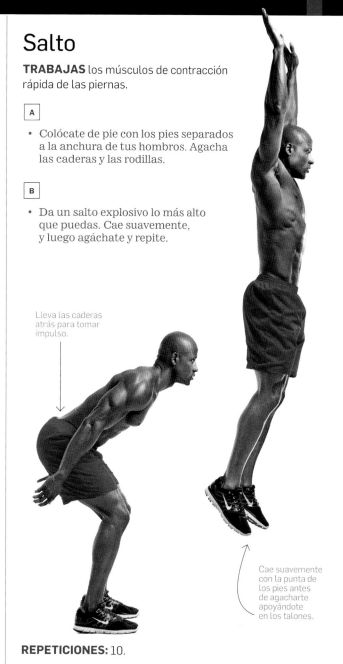

Cae suavemente con la punta de los pies antes de agacharte apoyándote en los talones.

REPETICIONES: 10.

43

¡Adiós barriga! sin gym 1: avanzado

Dile adiós a la barriga practicando ejercicios de resistencia y calisténicos para un bombeo eficaz de todo el cuerpo. Altérnalos descansando un día entremedio. Más adelante, crea tu propio programa combinando uno o los dos con rutinas sin peso.

EMPIEZA POR AQUÍ:
Alterna entre las Flexiones con press de hombros y el Levantamiento en banco con una pierna, haciendo tres series de cada una. Haz después los otros tres ejercicios seguidos (también sin pausa), repitiendo el circuito tres veces.

Flexiones con press de hombros

TRABAJAS los deltoides, el pecho y los tríceps.

A

- Apoya los pies en un banco y las manos en el suelo a unos 30-60 cm del banco, algo más separadas que el ancho de tus hombros.
- Eleva las caderas para quedar lo más vertical posible.

B

- Flexiona los brazos despacio para bajar la cabeza al suelo.
- Haz una pausa y vuelve a la posición inicial empujando con los brazos.

REPETICIONES: 10.

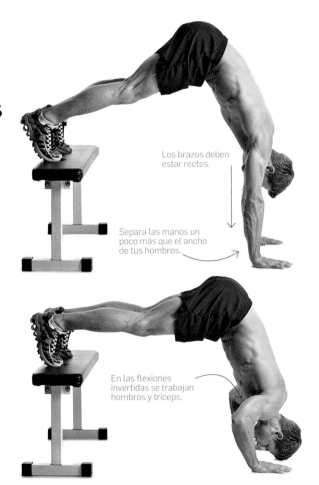

Los brazos deben estar rectos.

Separa las manos un poco más que el ancho de tus hombros.

En las flexiones invertidas se trabajan hombros y tríceps.

Levantamiento en banco con una pierna

TRABAJAS los cuádriceps y los gemelos.

A

- Siéntate en un banco con la espalda recta y mantén los brazos extendidos al frente a la altura de los hombros y paralelos al suelo.
- Levanta el pie derecho.

B

- Sin inclinarte hacia delante, presiona con el talón para levantarte. (Si te resulta muy difícil, acerca el pie un poco al cuerpo en la posición inicial).
- Siéntate y repite.

34

Es el porcentaje en que se incrementa el riesgo de muerte si durante un período de 14 años pasas 6 horas diarias de tu tiempo libre sentado.

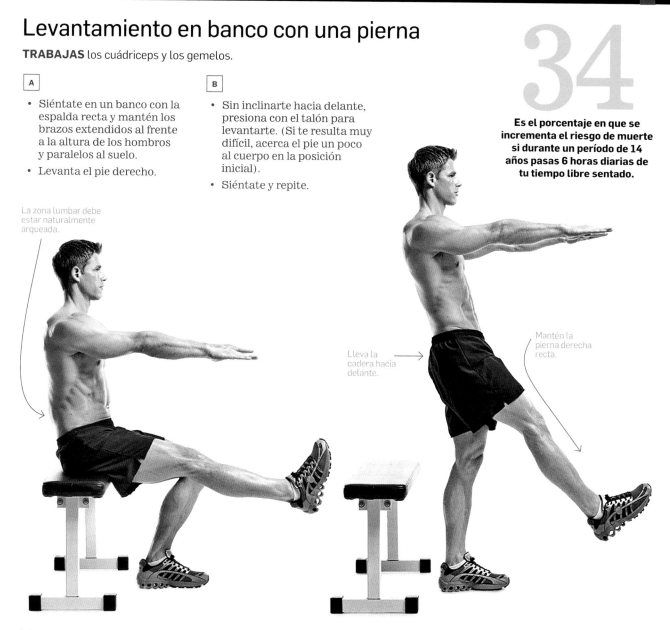

La zona lumbar debe estar naturalmente arqueada.

Lleva la cadera hacia delante.

Mantén la pierna derecha recta.

REPETICIONES: De 4 a 6 con cada pierna.

45

Escalador

TRABAJAS las piernas y los pulmones.

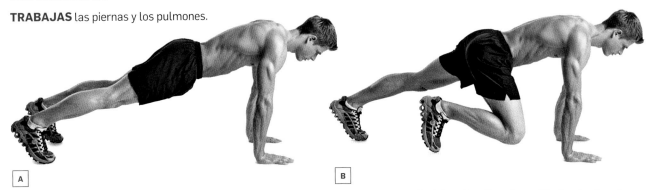

A

- Ponte en la posición clásica de flexiones con las manos en el suelo justo debajo de los hombros y las piernas rectas detrás de ti. Esta es la posición inicial.

REPETICIONES: 10 por pierna.

B

- Levanta un pie del suelo y lleva la rodilla hacia el pecho.
- Estira la pierna de nuevo, mueve la otra rodilla hacia el pecho y vuelve otra vez a la posición inicial.
- Alterna el movimiento con una y otra pierna lo más rápido que puedas.

Flexiones con los brazos abiertos

TRABAJAS el pecho y los brazos.

> **TRUCO:** *Cuanto mayor sea la distancia entre las manos, más trabajan el pecho y los hombros.*

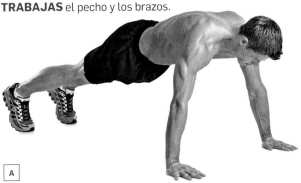

A

- Ponte en la posición clásica de flexiones con las piernas rectas y los abdominales contraídos.
- Coloca las manos con una separación mayor que el ancho de tus hombros, en lugar de justo debajo.

REPETICIONES: 20.

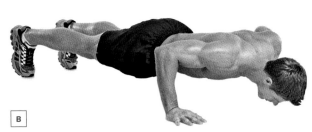

B

- Flexiona los codos y baja el pecho hacia el suelo hasta que la parte superior de los brazos quede paralela al suelo.
- Empuja con los brazos para volver a la posición inicial.

Remo invertido

TRABAJAS los trapecios, los deltoides posteriores y los romboides.

- Coloca una barra de dominadas u otra barra a la altura de las caderas.
- Túmbate bajo la barra con los talones en el suelo y agarra la barra con las manos separadas una distancia entre 2,5 y 5 cm mayor que el ancho de tus hombros. Utiliza un agarre prono.

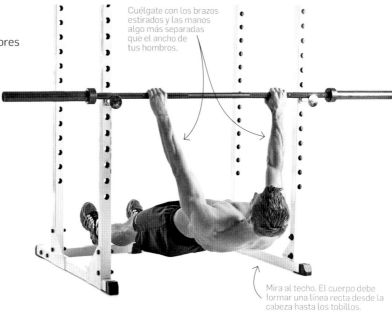

Cuélgate con los brazos estirados y las manos algo más separadas que el ancho de tus hombros.

Mira al techo. El cuerpo debe formar una línea recta desde la cabeza hasta los tobillos.

- Manteniendo el cuerpo en una línea recta, levanta el pecho hacia la barra usando la fuerza de los músculos de la espalda.
- Baja lentamente hasta que los brazos queden estirados.

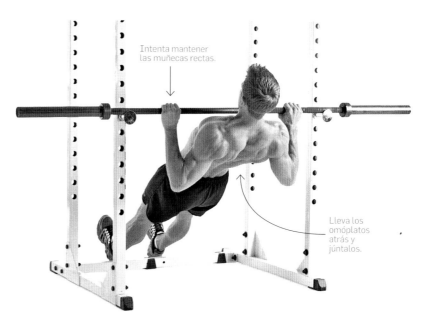

Intenta mantener las muñecas rectas.

Lleva los omóplatos atrás y júntalos.

REPETICIONES: 12.

**EMPIEZA
POR AQUÍ:**
Alterna entre
la Sentadilla
en tijera con el
pie delantero
elevado y las
Flexiones
asimétricas
caminando,
haciendo tres
series de cada
una. Luego
haz los otros
tres ejercicios
seguidos
(también
sin descanso
entre ellos).
Repite el
circuito
tres veces,
descansando
brevemente
al acabar
cada uno.

Sentadilla en tijera con el pie delantero elevado

TRABAJAS los cuádriceps y los gemelos.

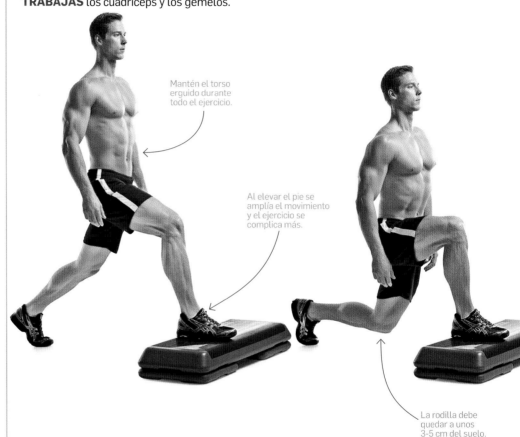

Mantén el torso erguido durante todo el ejercicio.

Al elevar el pie se amplía el movimiento y el ejercicio se complica más.

La rodilla debe quedar a unos 3-5 cm del suelo.

A

- Colócate de pie con un pie entre 60 y 90 cm por delante del otro, ambos alineados con los glúteos. Pon el pie delantero en un step de unos 15 cm.

REPETICIONES: 12 por lado.

B

- Mantén la parte superior del cuerpo erguida mientras desciendes hasta que la parte superior del muslo de delante esté paralela al suelo.
- Haz una pausa y luego vuelve a la posición inicial.

Flexiones asimétricas caminando

TRABAJAS el pecho y el core.

- Pon las manos en el suelo un poco más separadas que el ancho de tus hombros.
- Lleva una mano por delante del hombro y la otra un poco por detrás del otro hombro.

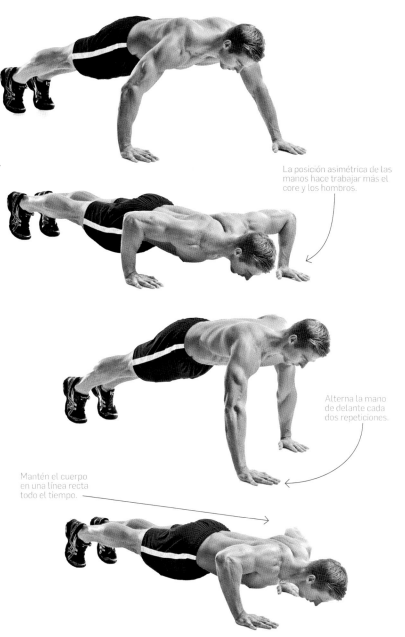

La posición asimétrica de las manos hace trabajar más el core y los hombros.

- Desde esta posición asimétrica de las manos, baja despacio hasta que el pecho esté a 2-3 cm del suelo.
- Vuelve a la posición inicial con la fuerza del pecho, los hombros y los tríceps.

- Tras 2 repeticiones, invierte la posición de las manos avanzando un paso con las manos y los pies.
- Repite el ejercicio.

Alterna la mano de delante cada dos repeticiones.

Mantén el cuerpo en una línea recta todo el tiempo.

REPETICIONES: 8 por lado.

Curl de piernas con fitball

TRABAJAS los glúteos y los isquiotibiales.

- Túmbate bocarriba en el suelo con los gemelos sobre un fitball y los brazos a los lados, con las palmas hacia abajo.
- Aprieta los glúteos y eleva las caderas de modo que el cuerpo quede en una línea recta desde los hombros hasta los tobillos.

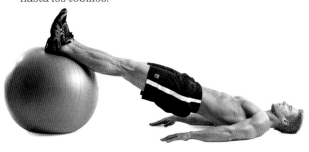

B

- Tras una pausa de 1 segundo, flexiona las piernas para hacer rodar el balón hacia el trasero.
- Extiende las piernas para alejar el balón rodando y luego desciende el cuerpo para volver a la posición inicial. Esto es 1 repetición.

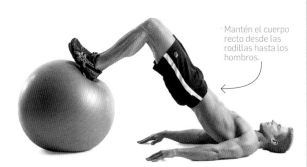

Mantén el cuerpo recto desde las rodillas hasta los hombros.

REPETICIONES: 12.

Elevación de cadera a una pierna

TRABAJAS los glúteos y los isquiotibiales.

- Túmbate de espaldas, con las rodillas flexionadas y los pies planos sobre el suelo.
- Aprieta los abdominales y extiende la pierna derecha para alinearla con el muslo izquierdo.

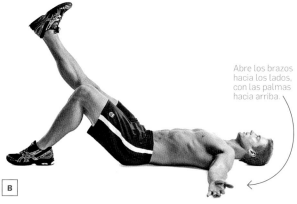

Abre los brazos hacia los lados, con las palmas hacia arriba.

B

- Levanta las caderas para formar con el cuerpo una línea recta desde los hombros hasta las rodillas
- Baja despacio las caderas hasta que queden a 2-3 cm del suelo.
- Haz todas las repeticiones con una pierna y luego cambia de lado.

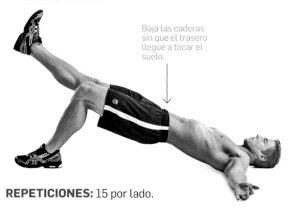

Baja las caderas sin que el trasero llegue a tocar el suelo.

REPETICIONES: 15 por lado.

Dominadas

TRABAJAS los dorsales, los bíceps y el core.

Cuélgate con los brazos bien rectos.

Sube haciendo fuerza con los brazos.

TRUCO: *Si las dominadas son muy difíciles para ti, hazlas negativas: pide a un compañero que empuje tus piernas hacia arriba (para que puedas subir hasta la barra) y luego te suelte. Mantente arriba 1 segundo, y luego baja en 5 segundos hasta estirar los brazos del todo.*

Cruza los tobillos detrás de ti.

A

- Agarra una barra de dominadas con las manos mirando hacia ti y separadas a la anchura de tus hombros.
- Cuélgate con los brazos estirados.

B

- Elévate hasta que la barbilla llegue a la barra.
- Desciende hasta la posición inicial.

REPETICIONES: 5.

Rutina con mancuernas 1: simple

Las mancuernas son pura magia. No existe ningún otro material de entrenamiento más sencillo y a la vez tan bien pensado y eficaz. Son los mejores pesos libres, pues permiten trabajar los músculos de manera aislada. Como tu lado dominante (el mismo de la mano dominante, ya sea la derecha o la izquierda) tiende a ser más fuerte que el otro, con una barra puedes crear fácilmente desequilibrios musculares que deriven en lesiones. Las mancuernas eliminan esa posibilidad de compensar los músculos más débiles. Cada lado tiene que trabajar lo mismo, y así se desarrolla un equilibrio de potencia y simetría muscular. A continuación, encontrarás 3 rutinas con mancuernas de 15 minutos para todo el cuerpo que trabajarán todas tus fibras musculares. Combínalas en tu plan de entrenamiento.

EMPIEZA POR AQUÍ: Esta rutina super-intensiva utiliza una mancuerna solo. Realiza este entrena-miento como un circuito: Haz cada ejercicio durante 45 segundos antes de pasar al siguiente. Tras acabar un circuito, descansa 1 minuto. Luego haz uno o dos más. Empieza con una mancuerna de medio kilo y aumenta el peso cuando te resulte más fácil.

El leñador

TRABAJAS los brazos, los hombros y el core.

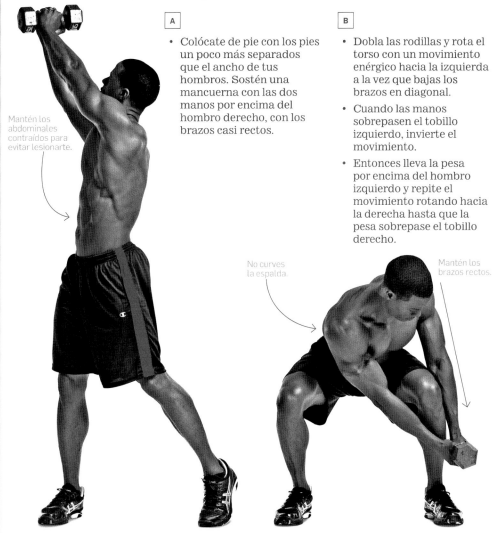

Mantén los abdominales contraídos para evitar lesionarte.

No curves la espalda.

Mantén los brazos rectos.

A

- Colócate de pie con los pies un poco más separados que el ancho de tus hombros. Sostén una mancuerna con las dos manos por encima del hombro derecho, con los brazos casi rectos.

B

- Dobla las rodillas y rota el torso con un movimiento enérgico hacia la izquierda a la vez que bajas los brazos en diagonal.
- Cuando las manos sobrepasen el tobillo izquierdo, invierte el movimiento.
- Entonces lleva la pesa por encima del hombro izquierdo y repite el movimiento rotando hacia la derecha hasta que la pesa sobrepase el tobillo derecho.

REPETICIONES: Tantas como puedas en 45 segundos, alternando los lados.

Sentadilla con brazos extendidos

TRABAJAS los cuádriceps, los isquiotibiales, los hombros y la espalda.

A

- De pie, con los pies algo más separados que el ancho de tus hombros, coge una mancuerna por los extremos y sostenla recta a la altura de los ojos.

B

- Intenta presionar los extremos a la vez que llevas las caderas hacia atrás, doblas las rodillas y te agachas hasta que los muslos queden paralelos al suelo.
- Haz una pausa y sube empujando con los talones.

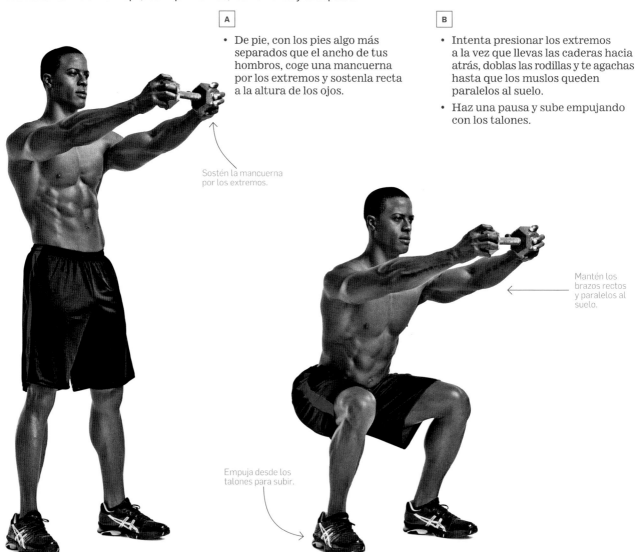

Sostén la mancuerna por los extremos.

Mantén los brazos rectos y paralelos al suelo.

Empuja desde los talones para subir.

REPETICIONES: Tantas como puedas en 45 segundos.

Press al frente de pie

TRABAJAS los hombros y la espalda.

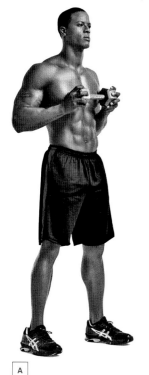
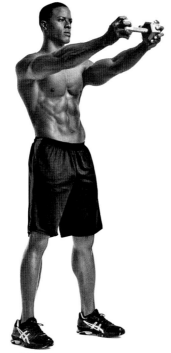

A

- Con los pies separados a la anchura de tus hombros, sostén una mancuerna por los extremos junto al pecho.

B

- Presiona los extremos a la vez que empujas la mancuerna lejos del cuerpo y un poco hacia arriba (a la altura de los ojos) hasta extender los brazos.
- Haz una pausa, y acerca la mancuerna juntando los omóplatos.

REPETICIONES: Tantas como puedas en 45 segundos.

Remo con toalla

TRABAJAS la zona central, y superior de la espalda y los hombros.

TRUCO: *Con la toalla, los antebrazos deben trabajar más a la vez que trabaja la espalda.*

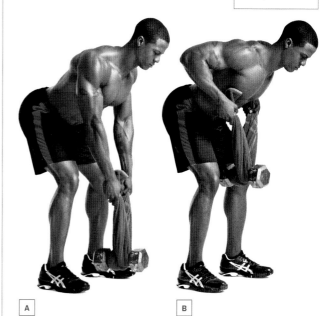

A

- Ata una toalla alrededor de una mancuerna y sostenla por los extremos con cada mano. De pie, con los pies separados a la anchura de tus hombros, dobla un poco las rodillas.
- Dóblate por las caderas, con la zona lumbar plana, y baja el torso hasta que quede casi paralelo al suelo.

B

- Tira de los extremos de la toalla hacia cada lado del abdomen.
- Haz una pausa, baja los extremos de la toalla y repite sin enderezarte.

REPETICIONES: Tantas como puedas en 45 segundos.

EMPIEZA POR AQUÍ:
Haz tres circuitos, añadiendo un poco más de peso (si es posible) en cada ronda. En el primero haz 12 repeticiones y luego reduce 2 repeticiones en cada nuevo circuito. Descansa solo entre los circuitos. Principiantes: 9-14 kilos; pausas de 60-90 segundos. Intermedios: 14-18 kilos; pausas de 45-60 segundos. Avanzados: 18-23 kilos; pausas de 30-45 segundos.

Peso muerto con piernas rectas

TRABAJAS los glúteos y los isquiotibiales.

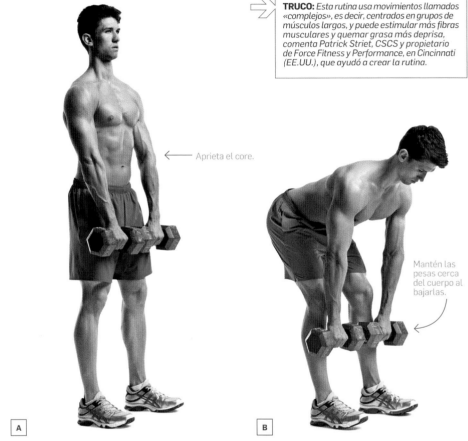

Aprieta el core.

Mantén las pesas cerca del cuerpo al bajarlas.

> **TRUCO:** *Esta rutina usa movimientos llamados «complejos», es decir, centrados en grupos de músculos largos, y puede estimular más fibras musculares y quemar grasa más deprisa, comenta Patrick Striet, CSCS y propietario de Force Fitness y Performance, en Cincinnati (EE.UU.), que ayudó a crear la rutina.*

A

- Sostén las mancuernas con un agarre prono frente a los muslos.
- Colócate con los pies separados a la anchura de tus caderas y las rodillas ligeramente dobladas.

B

- Doblándote por las caderas, baja el torso hasta que quede casi paralelo al suelo.
- Haz una pausa e incorpórate.

REPETICIONES: 12, 10, y 8, respectivamente, para los tres circuitos.

Thrusters

TRABAJAS todo el cuerpo, sobre todo los cuádriceps y los hombros.

A

- Colócate de pie con los pies separados a la anchura de tus hombros, sosteniendo un par de mancuernas cerca de los hombros.

B

- Agáchate para hacer una sentadilla hasta que los muslos queden paralelos al suelo.

C

- Al levantarte, empuja las mancuernas por encima de la cabeza.
- Luego bájalas de nuevo hasta los hombros. Esto es 1 repetición.

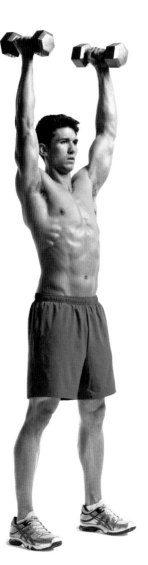

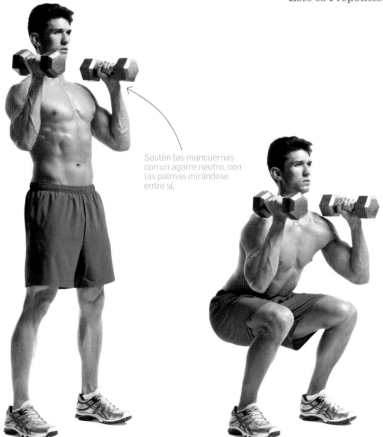

Sostén las mancuernas con un agarre neutro, con las palmas mirándose entre sí.

REPETICIONES: 12, 10, y 8, respectivamente, para los tres circuitos.

Rutina con mancuernas 2: más peso

Remo inclinado

TRABAJAS la parte superior de la espalda.

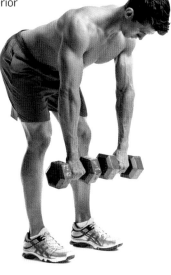

A

- Colócate de pie con los pies separados a la anchura de tus caderas y sosteniendo un par de mancuernas delante de los muslos. Dobla las caderas y las rodillas y baja el torso hasta que quede casi paralelo al suelo, con los brazos colgando rectos y las palmas hacia ti.

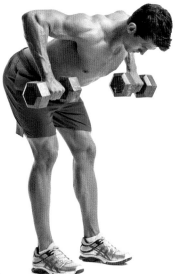

B

- Dobla los codos y sube las mancuernas a los costados del torso.
- Haz una pausa y luego bájalas despacio.

REPETICIONES: 12, 10, y 8, respectivamente, para los tres circuitos.

Burpee

TRABAJAS todo el cuerpo, sobre todo los cuádriceps, los gemelos y el pecho.

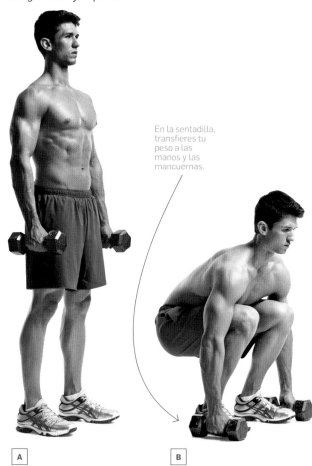

En la sentadilla, transfieres tu peso a las manos y las mancuernas.

A

- Colócate de pie sosteniendo un par de mancuernas a cada lado.

B

- Desciende en una sentadilla y pon las mancuernas en el suelo, junto al lado externo de los pies. Mantén los brazos rectos.

REPETICIONES: 12, 10, y 8, respectivamente, para los tres circuitos.

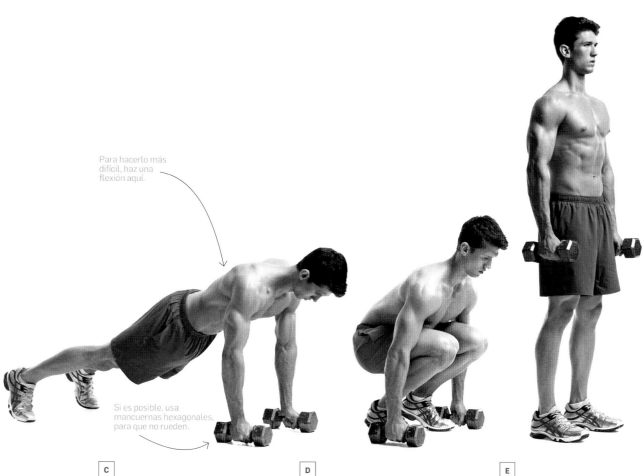

Para hacerlo más difícil, haz una flexión aquí.

Si es posible, usa mancuernas hexagonales, para que no rueden.

C

- De un salto, lleva las piernas hacia atrás hasta la posición de flexiones.

D

- Vuelve rápidamente a la posición de sentadilla.

E

- Extiende con energía las piernas y da un salto para ponerte de pie. Esto es 1 repetición.
- Repite.

Rutina con mancuernas 3: pro

EMPIEZA POR AQUÍ:

Esta rutina de mancuernas de la vieja escuela genera masa muscular y derrite los michelines a la vieja usanza: entrenando duro y sin pausas. Haz este circuito de 4 ejercicios sin descansos. Al final del circuito, descansa 90 segundos antes de repetirlo. Haz 3 circuitos completos.

Press en banco inclinado

TRABAJAS la zona superior del pecho, los deltoides y los tríceps.

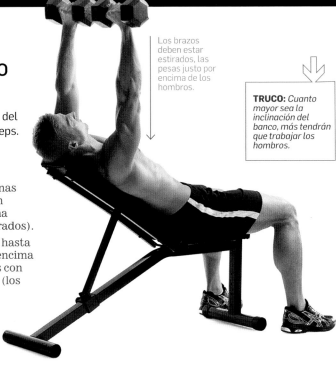

Los brazos deben estar estirados, las pesas justo por encima de los hombros.

TRUCO: *Cuanto mayor sea la inclinación del banco, más tendrán que trabajar los hombros.*

A

- Coge un par de mancuernas y túmbate de espaldas en un banco inclinado en una angulación baja (15-30 grados).
- Levanta las mancuernas hasta extender los brazos por encima de la barbilla, y sostenlas con las palmas hacia los pies (los pulgares enfrentados).

Baja las mancuernas a los costados de la zona superior del pecho.

B

- Baja las pesas despacio hasta la zona superior del pecho, haz una pausa y vuelve a llevarlas arriba.

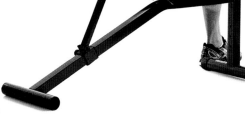

REPETICIONES: De 10 a 12.

Arrancada con un brazo

TRABAJAS todo el cuerpo, sobre todo las piernas, las caderas, la espalda y los hombros.

TRUCO: *Si usas una mancuerna pesada, bájala hasta los hombros con las dos manos y luego hasta el suelo.*

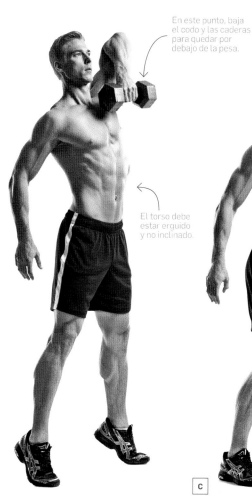

En este punto, baja el codo y las caderas para quedar por debajo de la pesa.

El torso debe estar erguido y no inclinado.

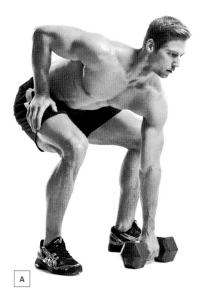

A

- Sostén una mancuerna con la mano izquierda en agarre prono.
- Separa los pies a la anchura de tus hombros, dobla las rodillas y pon la mancuerna en el suelo.

REPETICIONES: 10 con cada brazo.

B

- Haz un tirón alto: rápidamente, extiende las piernas y caderas a la vez que flexionas el codo para subir la mancuerna.
- Cuando la mancuerna llegue al punto más alto, pasa a la fase de carga o catch: baja las caderas y quédate bajo la pesa rotando la muñeca bajo la mancuerna.

C

- Extiende rápidamente el brazo de modo que la mancuerna esté ahora por encima del hombro. Vuelve al inicio y repite.
- Tras terminar todas las repeticiones, repite el ejercicio con la mancuerna en la mano derecha.

Extensión de gemelos sentado

TRABAJAS los gemelos.

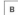

- Pon un step delante de un banco, coge un par de mancuernas y siéntate.
- Apoya las almohadillas de los pies en el step y sostén una mancuerna verticalmente sobre cada rodilla.
- Baja los talones lo más que puedas sin tocar el suelo.

B

- Empuja con las almohadillas de los pies y levanta los talones tanto como puedas.
- Haz una pausa y repite.

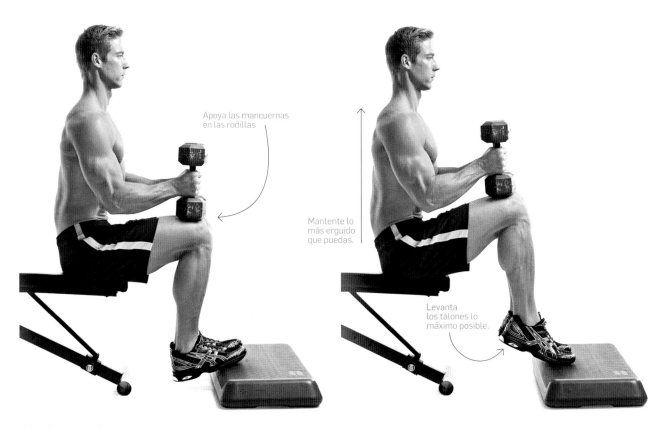

Apoya las mancuernas en las rodillas

Mantente lo más erguido que puedas.

Levanta los talones lo máximo posible.

REPETICIONES: De 10 a 12.

Remo apoyado en el pecho

TRABAJAS la parte superior de la espalda y los hombros.

A

- Coge un par de mancuernas y tiéndete sobre el pecho en un banco ajustable con una inclinación baja.
- Deja que las mancuernas cuelguen desde los hombros con los brazos extendidos y las palmas mirándose entre sí.

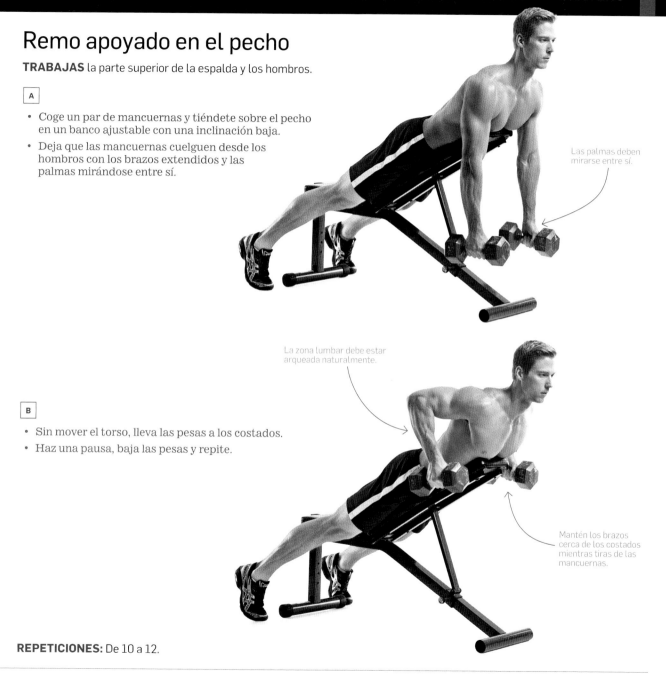

Las palmas deben mirarse entre sí.

La zona lumbar debe estar arqueada naturalmente.

B

- Sin mover el torso, lleva las pesas a los costados.
- Haz una pausa, baja las pesas y repite.

Mantén los brazos cerca de los costados mientras tiras de las mancuernas.

REPETICIONES: De 10 a 12.

Rutina para definir músculos 1

Si quieres desarrollar unos músculos bien definidos, la mejor estrategia es el entrenamiento de alta intensidad con pesas pesadas. Los ejercicios de potencia de las dos rutinas siguientes hacen justamente eso: trabajan las fibras de contracción rápida y tienen un gran potencial para aumentar los músculos tanto de tamaño como de fuerza.

EMPIEZA POR AQUÍ: Haz este circuito tres veces, añadiendo un poco de peso cada vez. Intenta realizar cada movimiento rápidamente manteniendo a la vez el control de las pesas. Descansa 60 segundos entre los circuitos.

Press de pie con mancuernas

TRABAJAS los hombros.

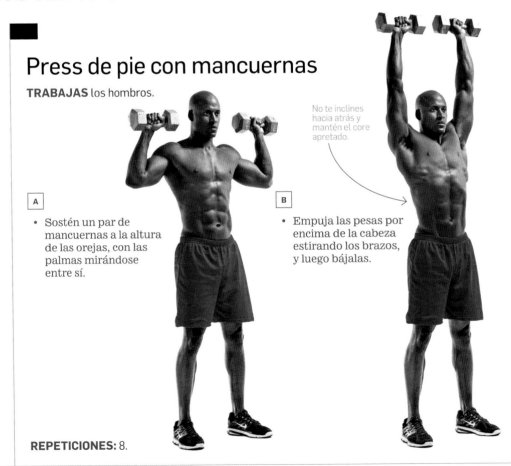

No te inclines hacia atrás y mantén el core apretado.

A
- Sostén un par de mancuernas a la altura de las orejas, con las palmas mirándose entre sí.

B
- Empuja las pesas por encima de la cabeza estirando los brazos, y luego bájalas.

REPETICIONES: 8.

Peso muerto rumano, remo y encogimiento de hombros

TRABAJAS la espalda, los hombros, los tríceps y las piernas.

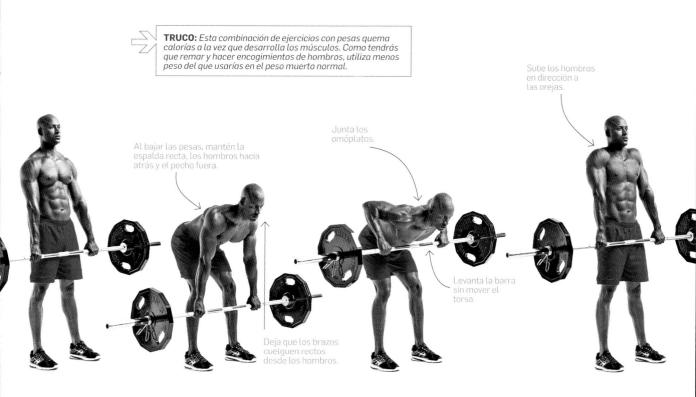

TRUCO: *Esta combinación de ejercicios con pesas quema calorías a la vez que desarrolla los músculos. Como tendrás que remar y hacer encogimientos de hombros, utiliza menos peso del que usarías en el peso muerto normal.*

Al bajar las pesas, mantén la espalda recta, los hombros hacia atrás y el pecho fuera.

Junta los omóplatos.

Sube los hombros en dirección a las orejas.

Levanta la barra sin mover el torso.

Deja que los brazos cuelguen rectos desde los hombros.

A
- Colócate de pie con los pies separados a la anchura de tus hombros.
- Con un agarre prono (y las manos separadas a la anchura de tus hombros), sostén una barra delante de los muslos.

REPETICIONES: 5.

B
- Lleva las caderas hacia atrás para hacer que la barra descienda hasta por debajo de las rodillas
- Dóblate por las caderas.

C
- Cuando la espalda esté plana y paralela al suelo, levanta la barra hasta el esternón y bájala.

D
- Incorpórate, manteniendo la barra lo más cerca del cuerpo que puedas.
- Encoge los hombros hacia las orejas. Esto es 1 repetición.

Zancada con mancuernas

TRABAJAS los cuádriceps y los gemelos.

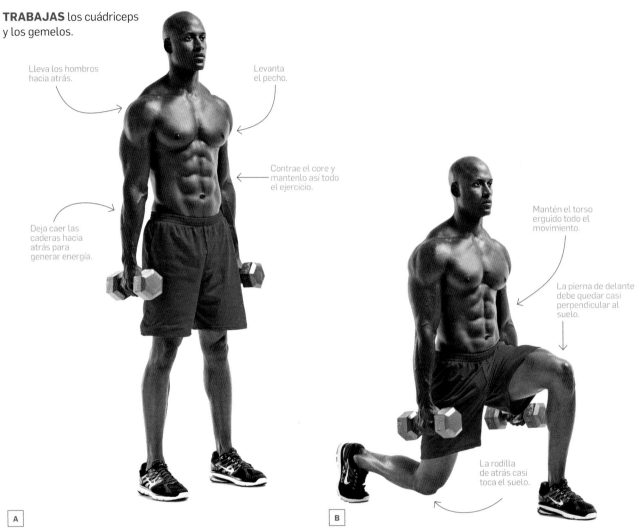

Lleva los hombros hacia atrás.

Levanta el pecho.

Contrae el core y mantenlo así todo el ejercicio.

Deja caer las caderas hacia atrás para generar energía.

Mantén el torso erguido todo el movimiento.

La pierna de delante debe quedar casi perpendicular al suelo.

La rodilla de atrás casi toca el suelo.

A

- Colócate de pie sosteniendo las mancuernas a los costados, con las palmas hacia dentro.

REPETICIONES: 10.

B

- Da un paso hacia delante con el pie izquierdo y baja el cuerpo hasta que las dos rodillas estén dobladas 90 grados y la rodilla posterior quede a 2-3 cm del suelo.

- Incorpórate y repite con la otra pierna.

- Esto es 1 repetición.

Rotación con mancuerna

TRABAJAS el core.

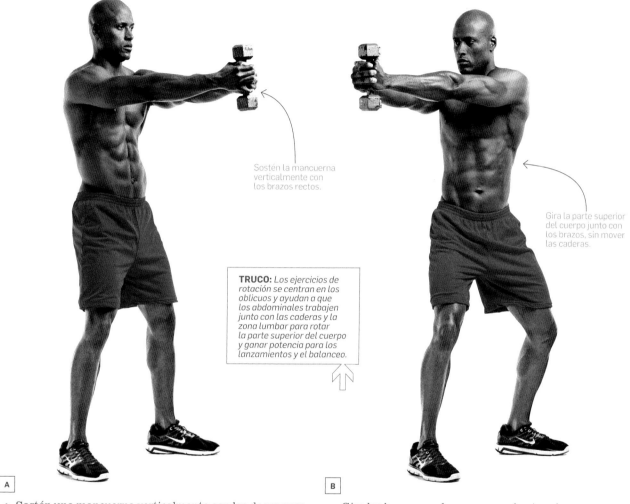

Sostén la mancuerna verticalmente con los brazos rectos.

Gira la parte superior del cuerpo junto con los brazos, sin mover las caderas.

TRUCO: *Los ejercicios de rotación se centran en los oblicuos y ayudan a que los abdominales trabajen junto con las caderas y la zona lumbar para rotar la parte superior del cuerpo y ganar potencia para los lanzamientos y el balanceo.*

A

- Sostén una mancuerna verticalmente con las dos manos.
- Levántala hasta que los brazos queden paralelos al suelo.

B

- Gira los brazos con la mancuerna hasta sobrepasar el hombro (sin mover la parte inferior del cuerpo). Vuelve a la posición inicial y repite.

REPETICIONES: 15 repeticiones por lado.

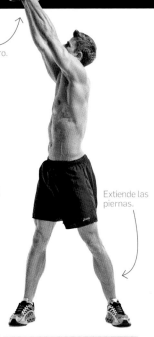

Levantamiento diagonal y press

Levanta el disco
por encima del hombro.

TRABAJAS los cuádriceps,
los hombros y el core.

A

- Sostén una pesa
  de disco delante
  de los muslos.
- Con los pies
  separados a
  la anchura
  de tus hombros,
  agáchate y gira
  el torso (y el
  disco) a la
  izquierda.

REPETICIONES:
10 (5 por lado).

B

- Incorpórate y
  gira a la derecha
  levantando el
  disco en diagonal
  hasta que quede
  por encima del
  hombro derecho
  con los brazos
  extendidos.
- Baja la pesa.

Extiende las
piernas.

Sentadilla con agarre goblet

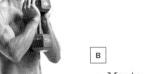

TRABAJAS los cuádriceps
y los gemelos.

Empuja desde los
talones, no desde
las puntas de los
pies.

A

- Colócate de pie
  con los pies algo
  más separados
  que el ancho
  de tus hombros.
- Coge una
  mancuerna
  verticalmente con
  las dos manos
  rodeando la pesa
  superior. Sostenla
  junto al pecho.

REPETICIONES: 8-10.

B

- Manteniendo la
  curva natural de la
  espalda, lleva las
  caderas hacia atrás,
  dobla las rodillas y
  baja el cuerpo hasta
  que los muslos
  queden al menos
  paralelos al suelo.
- Haz una pausa
  e incorpórate. Si
  esto es demasiado
  difícil, haz una
  sentadilla con
  peso corporal.

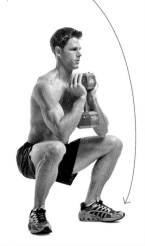

Press de empuje

TRABAJAS los cuádriceps y los hombros.

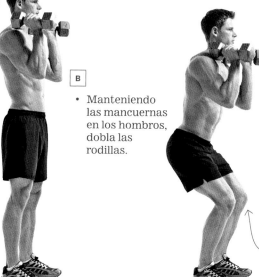
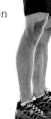

A

- Empieza de pie sosteniendo un par de mancuernas junto a los hombros, con los brazos flexionados y las palmas enfrentadas.
- Separa los pies a la anchura de tus hombros y flexiona las rodillas ligeramente.

B

- Manteniendo las mancuernas en los hombros, dobla las rodillas.

C

- Sube con un empuje explosivo de las piernas, extendiendo los brazos para llevar las pesas sobre los hombros.
- Vuelve a la posición inicial y repite.

Dobla las rodillas para generar más potencia para el press con las mancuernas.

REPETICIONES: De 8 a 10.

Peso muerto con mancuernas

TRABAJAS los glúteos, los isquiotibiales y el core.

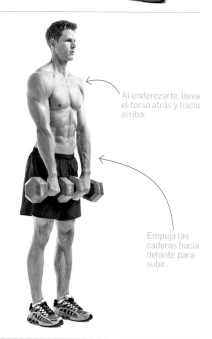

A

- Coloca unas mancuernas pesadas en el suelo y ponte de pie en medio, con los pies separados a la anchura de tus hombros.
- Dobla las caderas y rodillas y coge las mancuernas con un agarre prono.

Los brazos están estirados y la zona lumbar ligeramente arqueada.

B

- Sin permitir que la zona lumbar se redondee, levántate con las mancuernas.
- Baja las mancuernas al suelo.

Mantén el pecho hacia arriba.

Al enderezarte, lleva el torso atrás y hacia arriba.

Empuja las caderas hacia delante para subir.

REPETICIONES: De 8 a 10.

69

Rutina clásica del levantador de pesas

Para ganar potencia no hacen falta 15 ejercicios, con tres basta. Los levantadores de potencia usan esta rutina clásica, porque, si se hace bien, trabaja la mayoría de los músculos, levantando cientos de kilos en un solo entrenamiento. La clave está en usar pesas pesadas y en empujar con todo el cuerpo al subir las pesas.

EMPIEZA POR AQUÍ:
Haz 2 series de sentadillas con peso ligero, descansando 60 minutos entremedio. Luego carga un peso que puedas levantar solo 6 veces con buena forma. Haz 5 repeticiones impecables y descansa 2 minutos. Haz lo mismo para los otros ejercicios.

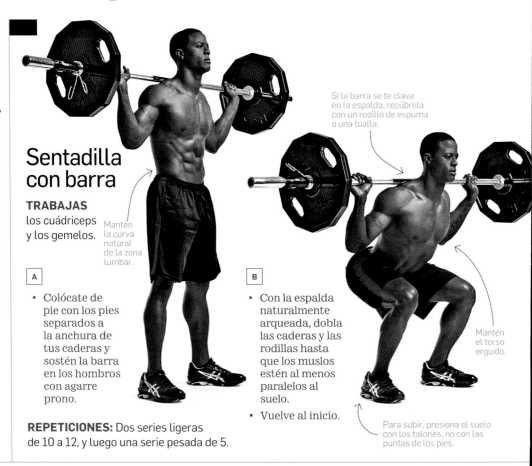

Sentadilla con barra

TRABAJAS
los cuádriceps y los gemelos.

Mantén la curva natural de la zona lumbar.

Si la barra se te clava en la espalda, recúbrela con un rodillo de espuma o una toalla.

A

- Colócate de pie con los pies separados a la anchura de tus caderas y sostén la barra en los hombros con agarre prono.

REPETICIONES: Dos series ligeras de 10 a 12, y luego una serie pesada de 5.

B

- Con la espalda naturalmente arqueada, dobla las caderas y las rodillas hasta que los muslos estén al menos paralelos al suelo.
- Vuelve al inicio.

Mantén el torso erguido.

Para subir, presiona el suelo con los talones, no con las puntas de los pies.

Press de banca con barra

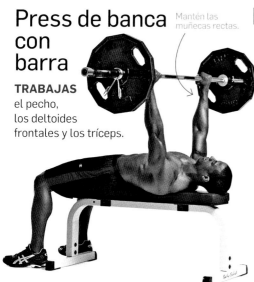

Mantén las muñecas rectas.

TRABAJAS el pecho, los deltoides frontales y los tríceps.

A

- Túmbate en un banco con los pies planos sobre el suelo.
- Sostén la barra con las manos algo más separadas que el ancho de tus hombros por encima del pecho.
- Baja los omóplatos juntándolos.

B

- Al bajar las pesas al pecho, lleva los codos a los costados.
- Haz una pausa y luego empuja las pesas de nuevo hacia arriba impulsándote con la cabeza y el torso en el banco.

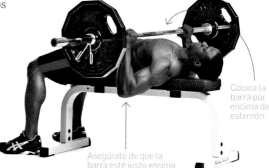

Coloca la barra por encima del esternón.

Asegúrate de que la barra esté justo encima de los codos durante todo el ejercicio.

REPETICIONES: Dos series ligeras de 10 a 12 y luego una serie pesada de 5.

Peso muerto con barra

TRABAJAS los glúteos, los isquiotibiales, el core, los hombros, las caderas y la espalda.

A

- Colócate de pie con una barra en el suelo delante, rozando las espinillas.
- Lleva las caderas atrás y coge la barra con agarre prono, con las manos un poco más allá de los gemelos.

B

- Manteniendo la espalda recta y el pecho arriba, empuja con los talones en el suelo y mueve las caderas hacia delante para incorporarte y levantar las pesas.
- Baja la barra de nuevo al suelo.

REPETICIONES: Dos series ligeras de 10 a 12 y luego una serie pesada de 5.

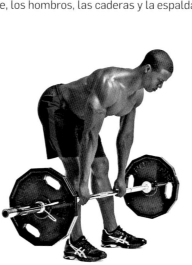

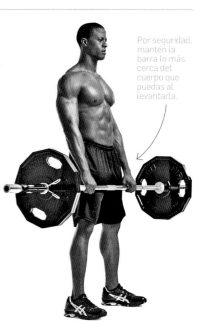

Por seguridad, mantén la barra lo más cerca del cuerpo que puedas al levantarla.

Rutina de cuerpo entero contra el estrés

Deshazte del estrés con este entrenamiento explosivo inspirado en los luchadores profesionales de artes marciales. Sus movimientos atléticos de alta energía encenderán tu horno quemagrasa y modelarán todos tus músculos, desde la cabeza hasta los pies en movimiento rápido.

EMPIEZA POR AQUÍ:
Haz tantas repeticiones como puedas de cada ejercicio en 60 segundos antes de pasar al siguiente. Al finalizar los siete ejercicios seguidos, descansa 60 segundos y repite el circuito.

Patada

A

- Adopta una posición tipo boxeo con el pie izquierdo delante (o el derecho, si eres zurdo), las rodillas ligeramente flexionadas y los puños frente a la barbilla.

B

- Levanta la rodilla derecha rápidamente hacia el pecho, bájala y, sin cambiar la posición del pie izquierdo, haz lo mismo con la pierna izquierda.
- Esto es 1 repetición.

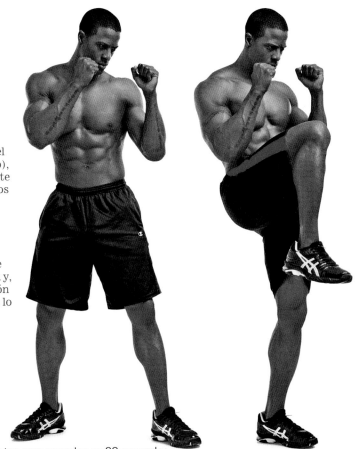

REPETICIONES: Haz tantas como puedas en 60 segundos.

Burpee con patada

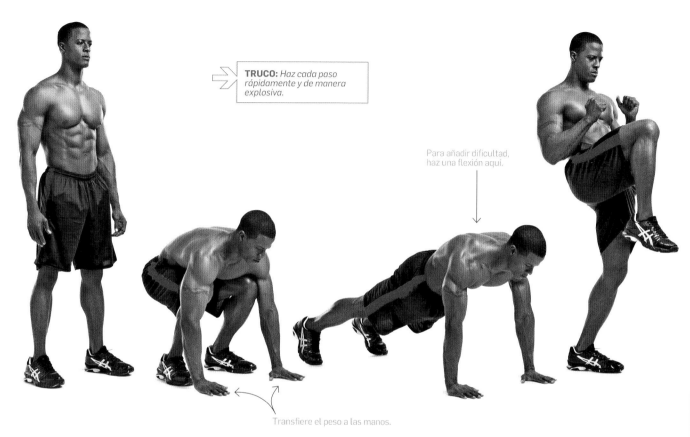

TRUCO: *Haz cada paso rápidamente y de manera explosiva.*

Para añadir dificultad, haz una flexión aquí.

Transfiere el peso a las manos.

A
- Colócate de pie con los pies separados a la anchura de las caderas y los brazos a los costados.

B
- Flexiona las rodillas y baja las manos hasta el suelo.

C
- Lleva los dos pies atrás de un salto para quedar en la posición de flexiones.
- Mantén la espalda recta y el core contraído.

D
- De un salto, trae los pies de nuevo hasta las manos, ponte de pie y lleva la rodilla derecha al pecho.
- Vuelve a empezar y repite la secuencia con la pierna izquierda.
- Esto es 1 repetición.

REPETICIONES: Tantas como puedas en 60 segundos.

Salto rápido a la comba

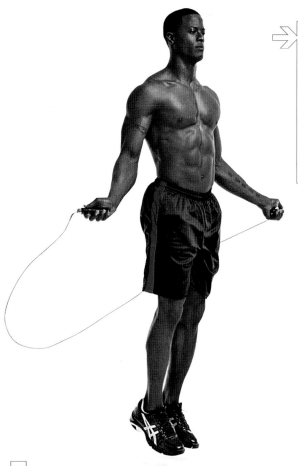

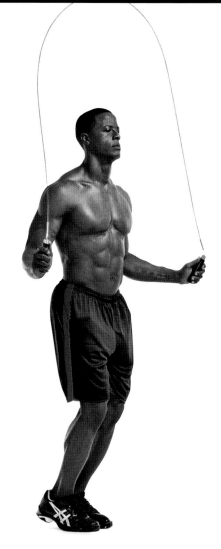

TRUCO: *Para hacerlo más difícil, haz un salto doble, pasando la cuerda dos veces bajo los pies en un solo salto. Pero no solo saltes más alto; mantén las manos cerca de la cintura y gira las muñecas para mover la cuerda a la velocidad adecuada.*

A

- Colócate de pie con los pies separados a la anchura de tus caderas y las rodillas ligeramente dobladas.
- Con el peso en los antepiés, date un impulso hacia arriba, mientras mueves las muñecas en pequeños círculos.

REPETICIONES: Todas las que puedas en 60 segundos.

B

- Cae suavemente con los dedos de los pies y vuelve a impulsarte enseguida.
- Intenta saltar por encima de la cuerda lo más rápidamente posible.

Patada frontal

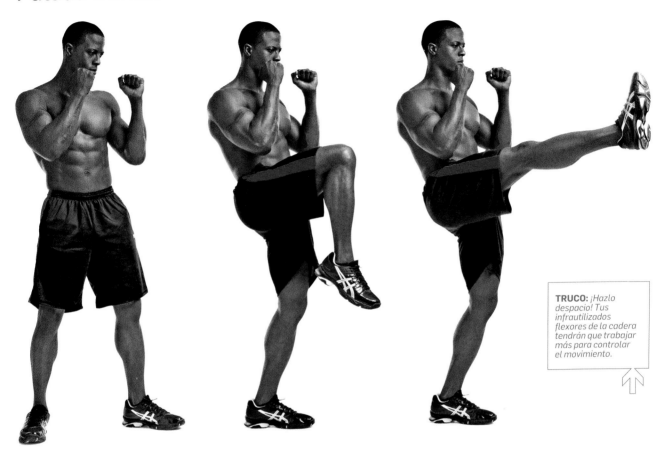

TRUCO: ¡Hazlo despacio! Tus infrautilizados flexores de la cadera tendrán que trabajar más para controlar el movimiento.

- Adopta una posición de boxeo con el pie izquierdo delante y los puños a la altura de la barbilla.

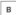

- Levanta la rodilla derecha hacia el pecho.

- Da una patada recta como para cerrar una puerta de un portazo con el talón.
- Recoge la pierna enseguida y llévala detrás de la izquierda.
- Repite con la pierna izquierda (esto es 1 repetición) y sigue alternándolas.

REPETICIONES: Todas las que puedas en 60 segundos.

Rutina de cuerpo entero contra el estrés

Abdominales con puñetazo

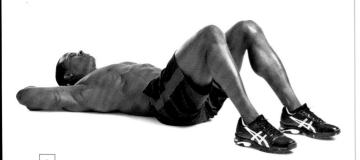

A

- Túmbate de espaldas con las rodillas dobladas, los pies planos sobre el suelo y las manos detrás de la cabeza.

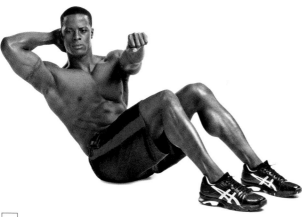

B

- Contrae los abdominales, incorpórate y da 6 puñetazos en diagonal con el brazo izquierdo.
- Vuelve a la posición inicial, incorpórate y da 6 puñetazos en diagonal con el brazo derecho.
- Esto es 1 repetición.

REPETICIONES: Todas las que puedas en 60 segundos.

Puñetazo al frente

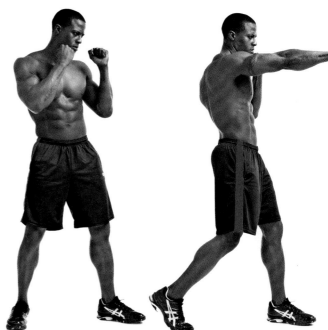

A

- Ponte en posición de lucha con los puños arriba y las palmas enfrentadas.

TRUCO: *Respira con los puñetazos espirando cada vez que des un golpe, aunque tu respiración se vuelva rápida y corta.*

B

- Rota las caderas a la izquierda y extiende el brazo derecho girando el antebrazo, de modo que las uñas apunten al suelo y el brazo quede alineado con el hombro.
- Vuelve a la posición inicial y repite con el otro lado (el pie derecho delante y extendiendo el brazo izquierdo).
- Esto es 1 repetición.

REPETICIONES: Todas las que puedas en 60 segundos, alternando los lados.

Patada lateral

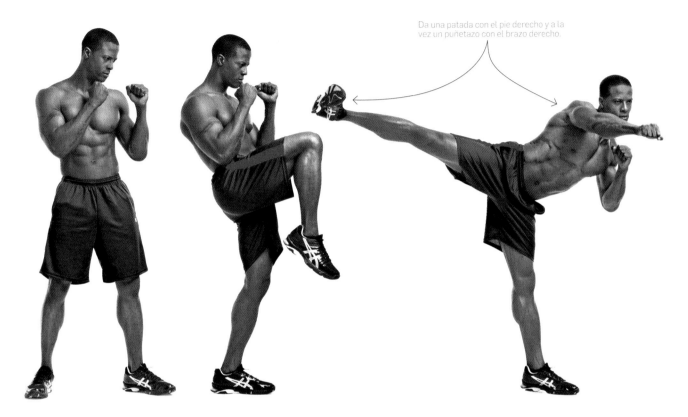

Da una patada con el pie derecho y a la vez un puñetazo con el brazo derecho.

A

- Ponte en posición de lucha con los puños arriba.

B

- Levanta la rodilla derecha hacia el pecho.

C

- Rota las caderas y el pie izquierdo y da una patada lateral con el talón derecho a la vez que das un puñetazo con el brazo derecho.
- Recoge enseguida la pierna derecha y llévala delante de la izquierda en diagonal. Recoge el brazo derecho.
- Repite con la pierna y el brazo izquierdos.
- Esto es 1 repetición.

REPETICIONES: Todas las que puedas en 60 segundos, alternando los lados.

Rutinas para quemar grasas

Las rutinas de este capítulo están diseñadas para luchar contra esa pertinaz capa aislante excesivamente gruesa. Los entrenamientos de resistencia de alta energía fundirán todos esos kilos rebeldes al acelerar tu ritmo cardíaco durante el ejercicio y mantener elevada tu tasa metabólica (la velocidad a la que el cuerpo quema calorías en el descanso) hasta 48 horas después de rematar el último movimiento. Ten en cuenta que estos entrenamientos son tan intensos que, cuando acabes las repeticiones de cada ejercicio, desearás no solo poder respirar por la nariz sino también por las orejas. Las siguientes 5 rutinas están pensadas para incrementar la quema de grasas y potenciar tu vigor y tu fuerza.

Mejores resultados...

Para sacar el máximo provecho de estos ejercicios metabólicos, elige los que se adapten mejor a tus objetivos. O añade algunos de estos entrenamientos al que prefieras de este libro. En estas rutinas metabólicas es importante realizar el número de series y repeticiones recomendadas para cada ejercicio, así como usar pesas suficientemente pesadas como para que puedas a duras penas concluir la última repetición de la última serie con una forma perfecta. Empezarás a ver resultados en 2 semanas, pero enseguida sentirás los efectos positivos del trabajo realizado.

Encuéntralo rápido: Tu programa de 15 minutos para quemar grasa

BAJA BARRIGA EN 2 MINUTOS

7 de la mañana

Levántate y haz 2 minutos de jumping jacks, saltos levantando las rodillas y flexiones.

A las 12 del mediodía

Si bebes medio litro de agua hacia el mediodía, puedes quemar calorías hasta un 24 % más rápido cada hora.

3 de la tarde

Camina con paso vigoroso por la oficina. Según un estudio reciente de la Clínica Mayo, las personas delgadas andan una media de 5,5 km más por día que la gente con sobrepeso. Además, dará la impresión de que estás muy ocupado.

Rutinas A y B para fundir la grasa

Las dos siguientes rutinas quemagrasa de cuerpo entero son ideales para cincelar esos últimos centímetros de la zona media. Están diseñadas por Craig Rasmussen, CSCS, de Results Fitness, en Santa Clarita, California. Consisten en ejercicios simples combinados en un entrenamiento intenso que acelerará tu metabolismo. Alterna las rutinas A y B, dejando un día de descanso después de cada sesión. (Para el tercer entrenamiento de la semana puedes elegir otra rutina de 15 minutos.)

Controla cuánto trabajas

Al entrenar, es fácil aflojar. Para estar seguro de que TRABAJAS suficientemente, puedes calcular el intervalo de tu frecuencia cardíaca idónea (FCI) y controlar tu nivel de esfuerzo manualmente o con un pulsómetro. Usa las fórmulas siguientes. Durante los entrenamientos, procura mantenerte entre el máximo y el mínimo de tu frecuencia cardíaca idónea y en las partes más duras de HIIT, esfuérzate cerca de tu máximo.

Paso 1. Calcula tu frecuencia cardíaca máxima (FCM).

$$220 - \underline{\qquad} \text{ (tu edad)} = \underline{\qquad} \text{ (FCM)}$$

Paso 2. Calcula tu frecuencia cardíaca en reposo (FCR).

$$\underline{\qquad} \text{ (pulsaciones en 10 s)} \times 6 = \underline{\qquad} \text{ (FCR)}$$

Paso 3. Calcula tu reserva de frecuencia cardíaca (RFC).

$$\underline{\qquad} \text{ (FCM)} - \underline{\qquad} \text{ (FCR)} = \underline{\qquad} \text{ (RFC)}$$

Paso 4. Determina tu frecuencia mínima idónea durante el ejercicio (frecuencia cardíaca idónea mínima).

$$(\underline{\qquad} \text{ [RFC]} \times 0{,}65) + \underline{\qquad} \text{ (FCR)} = \underline{\qquad} \text{ (FCI MIN)}$$

Paso 5. Determina tu frecuencia máxima idónea durante el ejercicio (frecuencia cardíaca idónea máxima).

$$(\underline{\qquad} \text{ [RFC]} \times 0{,}85) + \underline{\qquad} \text{ (FCR)} = \underline{\qquad} \text{ (FCI MAX)}$$

EMPIEZA POR AQUÍ:

Para el ejercicio 1, haz dos series de 10 repeticiones, descansando 60 segundos tras cada serie. Luego realiza los ejercicios 2a y 2b como un par y descansa 60 segundos después de cada serie. Haz dos series del par. Sigue con la misma secuencia de repeticiones, series y períodos de descanso en los ejercicios 3a y 3b.

EJERCICIO 1
Rodillo con barra

TRUCO: *Mantén un buen alineamiento, de modo que el cuello esté en la misma línea que la espalda todo el tiempo.*

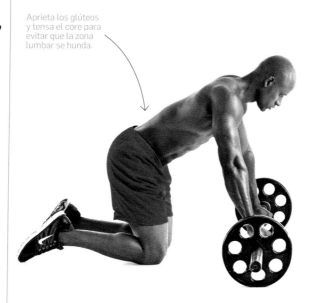

Aprieta los glúteos y tensa el core para evitar que la zona lumbar se hunda.

A

- Carga una barra con discos y topes de seguridad de 5 kilos.
- Arrodíllate en el suelo y agarra la barra con agarre prono y las manos separadas a la anchura de tus hombros.
- Coloca los hombros justo encima de la barra y mantén la zona lumbar naturalmente arqueada.

B

- Haz rodar la barra lentamente hacia delante, extendiendo el cuerpo todo lo que puedas sin dejar que las caderas bajen.
- Haz una pausa de 2 segundos e invierte el movimiento para volver a la posición inicial.

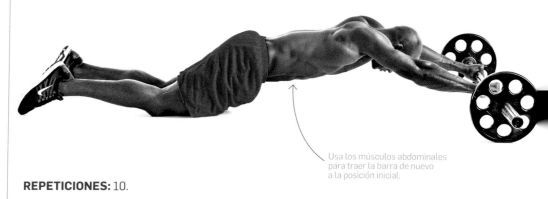

Usa los músculos abdominales para traer la barra de nuevo a la posición inicial.

REPETICIONES: 10.

EJERCICIO 2a

Step cruzado con mancuernas

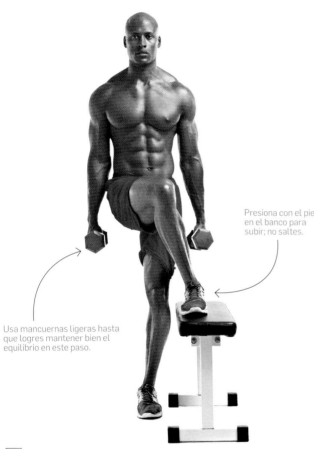

Usa mancuernas ligeras hasta que logres mantener bien el equilibrio en este paso.

Presiona con el pie en el banco para subir; no saltes.

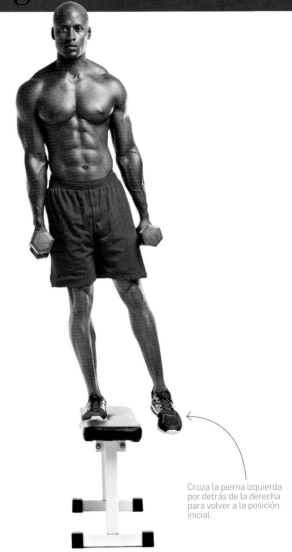

Cruza la pierna izquierda por detrás de la derecha para volver a la posición inicial.

A

- Coge un par de mancuernas y colócate de pie al lado derecho de un banco.
- Pon el pie derecho en el banco cruzándolo por delante de la pierna izquierda.

REPETICIONES: 12 con cada pierna.

B

- Presiona con el pie derecho en el banco y, con impulso, sube la otra pierna hasta que las dos estén estiradas (la izquierda pasará al otro lado del banco).
- Baja cruzando la pierna izquierda tras la derecha y flexionando esta. Haz todas las repeticiones y repite empezando con la pierna izquierda.

EJERCICIO 2b
Remo invertido con los pies en alto

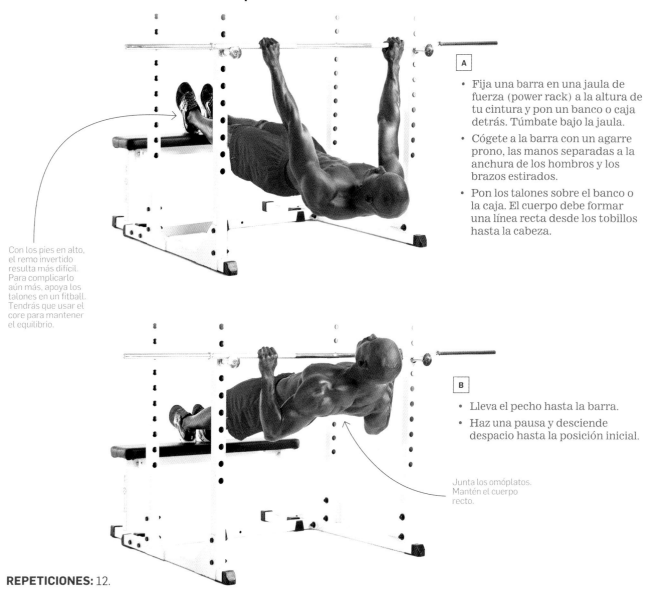

A

- Fija una barra en una jaula de fuerza (power rack) a la altura de tu cintura y pon un banco o caja detrás. Túmbate bajo la jaula.
- Cógete a la barra con un agarre prono, las manos separadas a la anchura de los hombros y los brazos estirados.
- Pon los talones sobre el banco o la caja. El cuerpo debe formar una línea recta desde los tobillos hasta la cabeza.

Con los pies en alto, el remo invertido resulta más difícil. Para complicarlo aún más, apoya los talones en un fitball. Tendrás que usar el core para mantener el equilibrio.

B

- Lleva el pecho hasta la barra.
- Haz una pausa y desciende despacio hasta la posición inicial.

Junta los omóplatos. Mantén el cuerpo recto.

REPETICIONES: 12.

EJERCICIO 3a

Sentadilla con barra frontal

TRUCO: *Para que los aductores de la cadera trabajen más, prueba de vez en cuando el ejercicio separando los pies un poco más que el ancho de los hombros, con las puntas ligeramente hacia fuera.*

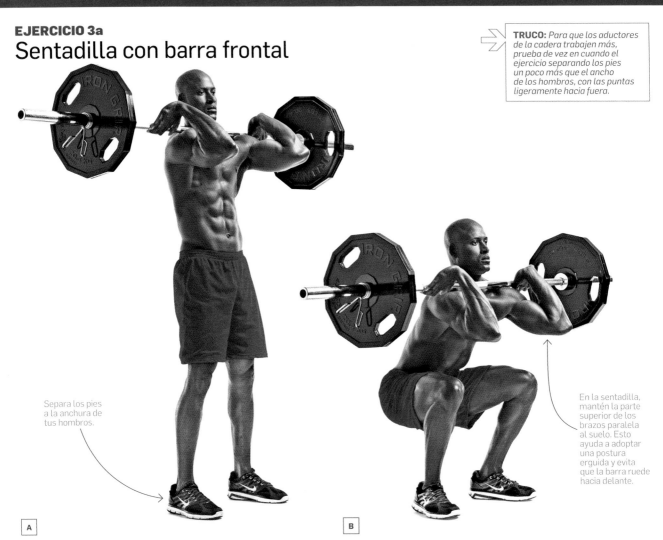

Separa los pies a la anchura de tus hombros.

En la sentadilla, mantén la parte superior de los brazos paralela al suelo. Esto ayuda a adoptar una postura erguida y evita que la barra ruede hacia delante.

A

- Sostén una barra junto al pecho con las manos separadas a la anchura de los hombros y un agarre prono.
- Sube los brazos hasta que la parte superior quede paralela al suelo, permitiendo que la barra ruede hacia atrás hasta apoyarse en los hombros por delante.
- Activa el core y mantén la curva natural de la espalda.

REPETICIONES: 12.

B

- Lleva las caderas atrás, dobla las rodillas y baja el cuerpo hasta que la cara superior de los muslos esté al menos paralela al suelo.
- Haz una pausa, presiona con los talones en el suelo y, con impulso, sube hasta volver a la posición inicial.

EJERCICIO 3b
Flexiones

En todo el ejercicio, contrae los abdominales como para recibir un puñetazo en el vientre. Esto evitará que las caderas se hundan y ayudará a que el cuerpo se mantenga recto.

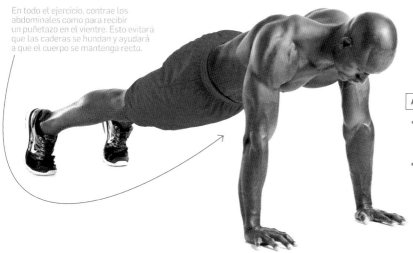

A

- Ponte en posición de flexiones con los brazos rectos y las manos algo más separadas que el ancho de los hombros.
- El cuerpo debe formar una línea recta desde la cabeza hasta los tobillos.

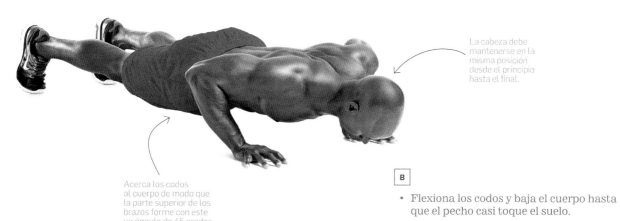

La cabeza debe mantenerse en la misma posición desde el principio hasta el final.

Acerca los codos al cuerpo de modo que la parte superior de los brazos forme con este un ángulo de 45 grados al descender.

B

- Flexiona los codos y baja el cuerpo hasta que el pecho casi toque el suelo.
- Haz una pausa, vuelve a la posición inicial y repite.

REPETICIONES: 12.

EMPIEZA POR AQUÍ:

Realiza dos series del ejercicio 1, descansando 60 segundos tras cada serie. Luego haz los ejercios 2a y 2b como un par, descansando 60 segundos después de cada serie. Haz dos series de este par. Sigue la misma secuencia con los ejercicios 3a y 3b.

EJERCICIO 1

Press de core con polea

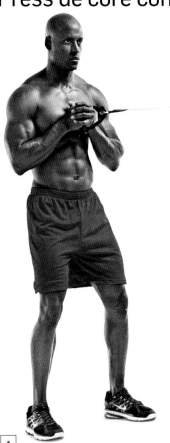

A

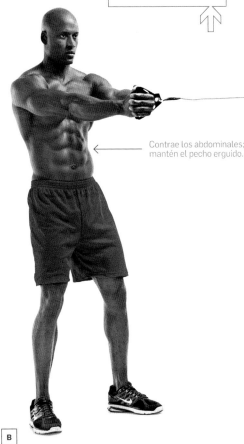

B

TRUCO: *Es importante evitar que las caderas y los hombros roten. Si te pasa, prueba con un peso más ligero.*

Contrae los abdominales; mantén el pecho erguido.

- Conecta un asa tipo estribo a la polea media de una máquina de cable.
- Colócate de pie con tu lado izquierdo frente a la máquina.
- Aléjate hasta que el cable esté tenso. Sostén el asa junto al pecho.

REPETICIONES: 10 para cada lado.

- Lentamente empuja los brazos hacia delante hasta estirarlos del todo.
- Haz una pausa de 5 segundos e invierte el movimiento.
- Haz todas las repeticiones despacio y luego gírate y trabaja el otro lado.

EJERCICIO 2a
Zancada inversa
con mancuernas

Mantén el torso
erguido todo el
tiempo.

Da una
zancada
hacia
atrás.

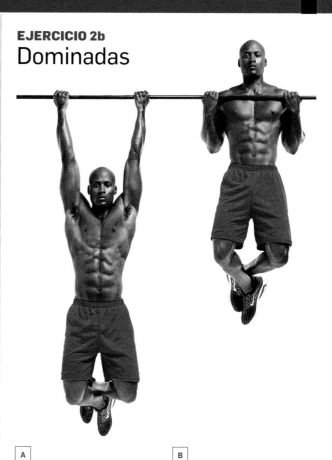

EJERCICIO 2b
Dominadas

A

B

A

B

- Colócate de pie
sosteniendo una
mancuerna con la mano
izquierda junto al
hombro.

- Mantén el torso erguido,
sin inclinarte.

- Lleva hacia atrás el pie
derecho en una zancada
inversa y baja el cuerpo
hasta que la rodilla casi
toque el suelo.

- Sube hasta la posición
inicial y repite.

- Tras hacer todas las
repeticiones, pasa la
pesa a la mano derecha
y haz la zancada inversa
con la otra pierna.

- Cuélgate de una barra
de dominadas con los
brazos estirados, las
manos separadas a la
anchura de tus hombros
y mirando hacia ti.

- Lleva los omóplatos
atrás y hacia abajo,
flexiona los codos y
acerca la parte alta
del pecho a la barra.

- Haz una pausa, baja
despacio hasta la
posición inicial y repite.

REPETICIONES: 12 con cada pierna.

REPETICIONES: Tantas como puedas sin pasar de 12.

87

EJERCICIO 3a
Sentadilla Zercher

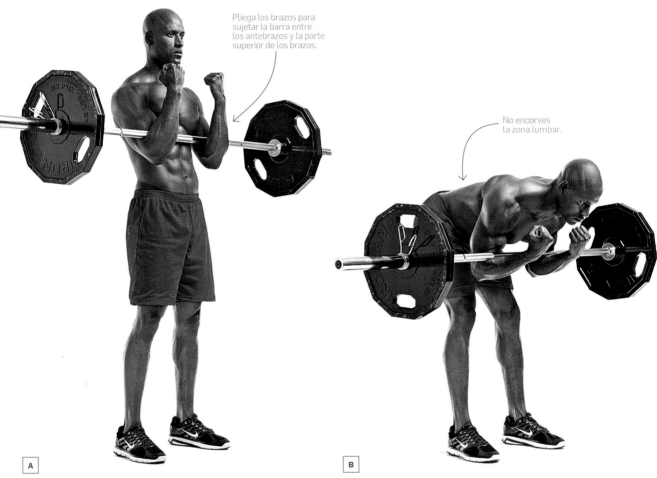

Pliega los brazos para sujetar la barra entre los antebrazos y la parte superior de los brazos.

No encorves la zona lumbar.

A

- Colócate de pie, con los pies separados a la anchura de tus caderas, y sostén una barra en el pliegue del codo con los brazos flexionados. (Puedes usar una barra acolchada o envolverla con una toalla para que no se clave.)

B

- Manteniendo la zona lumbar naturalmente arqueada, dóblate por las caderas todo lo que puedas de manera cómoda.

- Haz una pausa y levanta el torso de nuevo hasta la posición inicial.

REPETICIONES: 12.

EJERCICIO 3b
Press de hombro alterno y giro con mancuernas

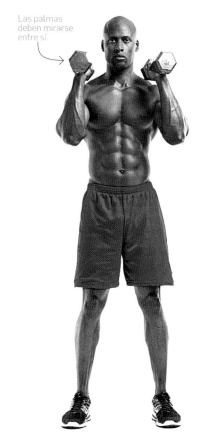

Las palmas deben mirarse entre sí.

A

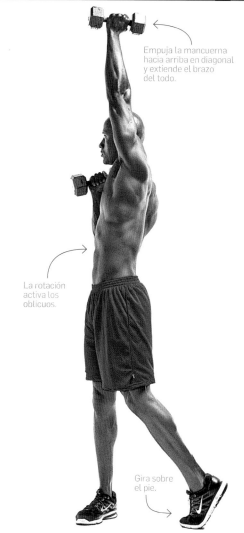

Empuja la mancuerna hacia arriba en diagonal y extiende el brazo del todo.

La rotación activa los oblicuos.

Gira sobre el pie.

B

- Colócate de pie sosteniendo un par de mancuernas justo frente a los hombros, con los brazos plegados.
- Los pies deben estar separados a la anchura de tus hombros y las rodillas ligeramente dobladas.

- Sube la mancuerna de la mano izquierda por encima del hombro, con el brazo inclinado en diagonal hacia la derecha, a la vez que giras el torso a la derecha rotando sobre la almohadilla del pie izquierdo.
- Regresa a la posición inicial y luego gira a tu izquierda y haz el press de hombro con la mano derecha. Esto es 1 repetición.

REPETICIONES: 12.

89

Fuerza, resistencia, velocidad y sudor

Como mucha gente hoy en día, quizá pases la mayor parte de tu jornada laboral en una silla. ¿Vas a sentarte también en el gimnasio? Levántate y empieza a quemar grasa. En vez de bancos y máquinas con asientos, usa este entrenamiento para mantenerte en movimiento, entrenar tus músculos en múltiples direcciones y acelerar la quema de grasa.

EMPIEZA POR AQUÍ:
Realiza los cuatro ejercicios siguientes como un circuito. Descansa solo 60-90 segundos entre circuitos y continúa haciendo tantos circuitos como puedas en 15 minutos.

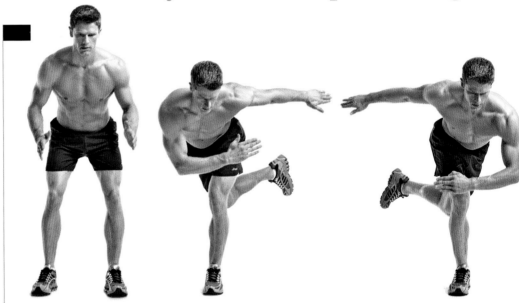

Saltos de Heiden

- Empieza en la posición atlética con las caderas hacia atrás y las rodillas ligeramente flexionadas.

- Da un salto explosivo a la izquierda impulsándote con los brazos y levantando la pierna derecha.
- Cae con el pie izquierdo y haz una pausa.

- Ahora salta hacia la derecha, levanta el pie izquierdo y cae con el pie derecho sin tocar el suelo con el izquierdo. Sigue saltando a un lado y a otro.

REPETICIONES: Tantas como puedas en 30 segundos.

Sentadilla con agarre goblet y pulso

Es el porcentaje de adultos de EE.UU. que realiza un entrenamiento intensivo cualquier día.

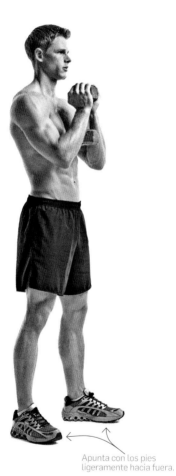

Apunta con los pies ligeramente hacia fuera.

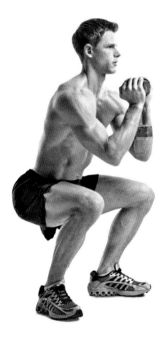

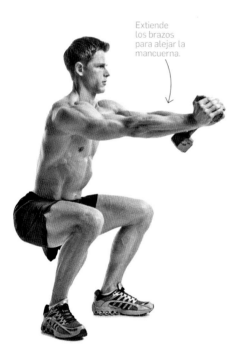

Extiende los brazos para alejar la mancuerna.

A

- Sostén una mancuerna vertical a la altura del pecho. Los pies están separados a la anchura de tus hombros.

REPETICIONES: De 8 a 10.

B

- Contrae los abdominales y baja el cuerpo llevando las caderas hacia atrás y doblando las rodillas hasta que los muslos queden paralelos al suelo.

C

- Haz una pausa y empuja la pesa hacia delante hasta que los brazos estén extendidos y paralelos al suelo.
- Trae la pesa al pecho y levántate. Esto es 1 repetición.

Flexiones Spiderman

- Ponte en la posición normal de flexiones, con el cuerpo alineado de tobillos a cabeza.

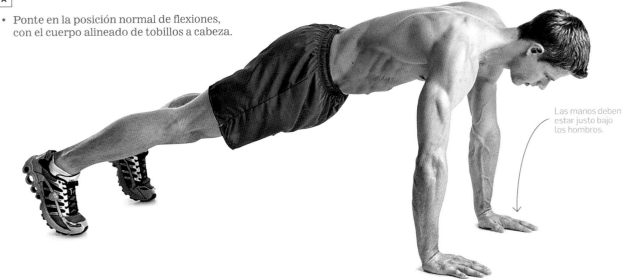

Las manos deben estar justo bajo los hombros.

B

- Al bajar el cuerpo hacia el suelo, levanta el pie derecho, lleva la pierna derecha hacia el lado e intenta tocar el codo con la rodilla. Vuelve a la posición inicial y repite con la pierna izquierda.

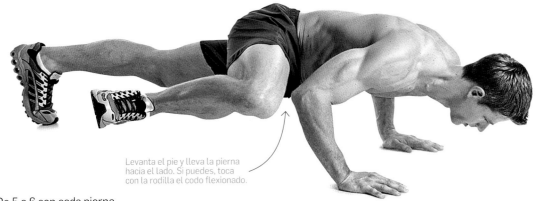

Levanta el pie y lleva la pierna hacia el lado. Si puedes, toca con la rodilla el codo flexionado.

REPETICIONES: De 5 a 6 con cada pierna.

La sierra

A

- Pon una toalla en el suelo y apoya en ella las puntas de los pies para colocarte en plancha, con los antebrazos en el suelo y los codos justo bajo los hombros.

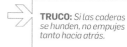

TRUCO: *Si las caderas se hunden, no empujes tanto hacia atrás.*

B

- Contrae los abdominales y aprieta los glúteos, y «empújate» hacia atrás con los brazos para deslizar la toalla y los pies hacia atrás.
- Sentirás que tu core se activa. Vuelve a la posición inicial impulsándote hacia delante. Esto es 1 repetición.

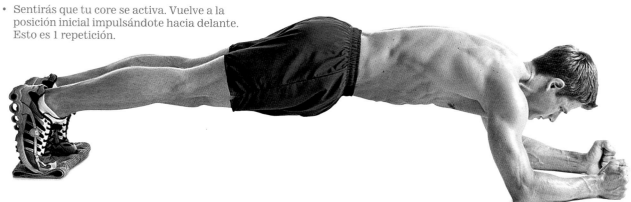

REPETICIONES: De 8 a 10.

Entrenamiento de los superhéroes

Aunque nunca logres subir a la cima de un rascacielos de un salto, podrás verte tan musculado como Superman. Desarrolla los músculos del Hombre de acero con estos ejercicios inspirados en los superhéroes. Acabarás empapado de sudor, así que recuerda quitarte la capa antes de empezar.

EMPIEZA POR AQUÍ:
Haz dos o tres series consecutivas de cada ejercicio de esta rutina. Descansa 30-60 segundos entre series.

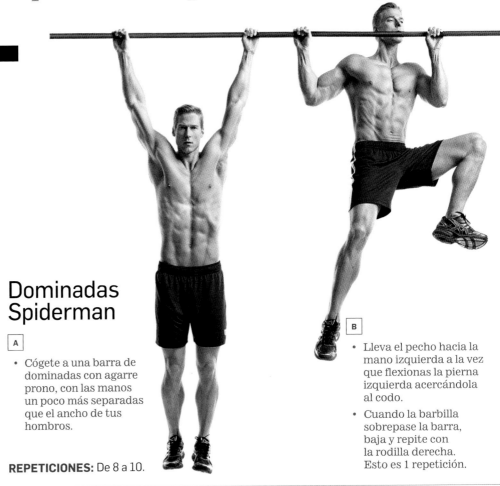

Dominadas Spiderman

A

- Cógete a una barra de dominadas con agarre prono, con las manos un poco más separadas que el ancho de tus hombros.

REPETICIONES: De 8 a 10.

B

- Lleva el pecho hacia la mano izquierda a la vez que flexionas la pierna izquierda acercándola al codo.

- Cuando la barbilla sobrepase la barra, baja y repite con la rodilla derecha. Esto es 1 repetición.

Supersalto de Hulk

A

- Ponte de pie sobre una esterilla gruesa de hacer ejercicio con los pies un poco más separados que el ancho de tus hombros.
- Flexiona las caderas y las rodillas para bajar rápidamente a media sentadilla.

B

- Alza los brazos sobre la cabeza a la vez que das un salto explosivo lo más alto que puedas.
- Cae lo más suavemente posible y enseguida baja de nuevo a media sentadilla. Repite.

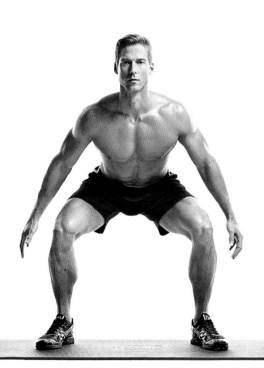

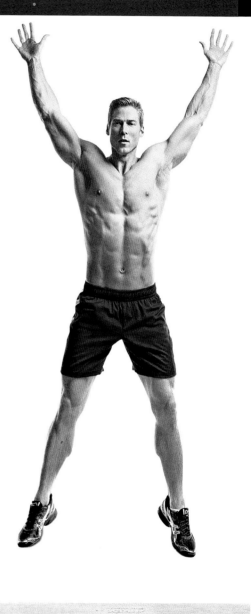

REPETICIONES: De 8 a 10.

Extensión de espalda de Superman

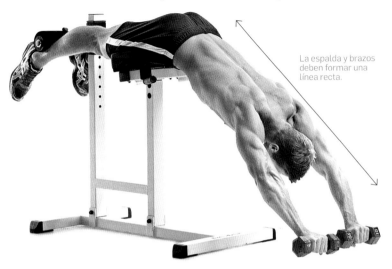

La espalda y brazos deben formar una línea recta.

A

- Túmbate bocabajo en la máquina para estirar la espalda con los pies anclados.
- Sostén un par de mancuernas con los brazos colgando.
- Flexiona la cintura para permitir que la cabeza baje hacia el suelo.

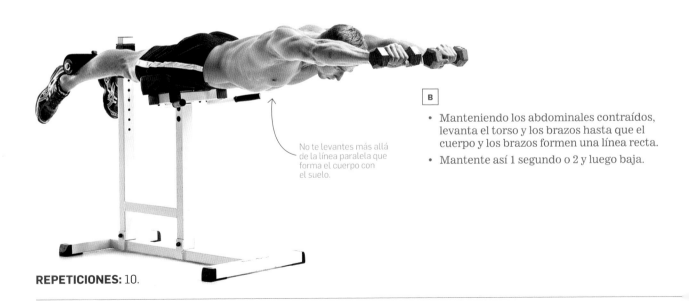

No te levantes más allá de la línea paralela que forma el cuerpo con el suelo.

B

- Manteniendo los abdominales contraídos, levanta el torso y los brazos hasta que el cuerpo y los brazos formen una línea recta.
- Mantente así 1 segundo o 2 y luego baja.

REPETICIONES: 10.

El martillo de Thor

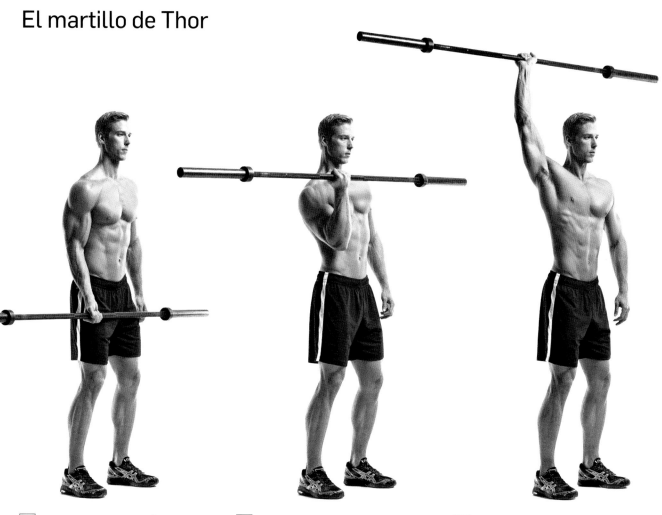

A

- Coge una barra por el centro con la mano derecha y la palma mirando hacia arriba; sostenla delante de los muslos.

REPETICIONES: De 6 a 10 en cada lado.

B

- Pliega el brazo para llevar la barra hacia el hombro.

C

- Levanta la barra estirando el brazo y gira la palma de modo que en la posición más alta mire hacia delante.
- Estírate y lleva la barra lo más arriba que puedas.
- Baja la barra, cambia de brazo y repite.

Superseries para sudar a tope

Una «superserie» consiste en hacer dos ejercicios seguidos sin pausa. A menudo cada uno trabaja grupos musculares opuestos, para que una parte del cuerpo descanse mientras la otra trabaja. Pero en estas superseries combinamos ejercicios que inciden en los mismos músculos de maneras muy diferentes para quemar calorías intensamente.

EMPIEZA POR AQUÍ:
Haz 6 repeticiones de cada uno de los dos ejercicios de cada superserie sin descansar en medio. Cuando acabes una superserie, descansa 2 minutos antes de pasar a la siguiente.

SUPERSERIE 1
Flexiones pliométricas

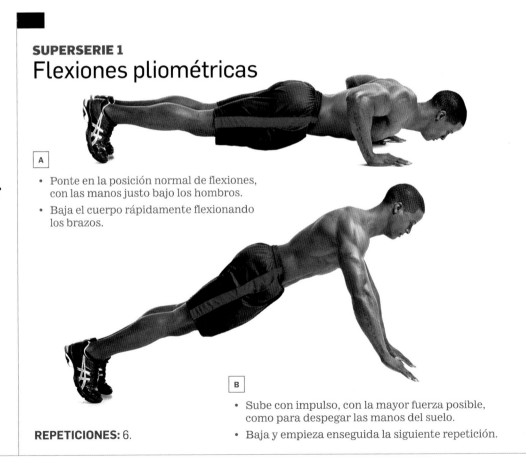

A
- Ponte en la posición normal de flexiones, con las manos justo bajo los hombros.
- Baja el cuerpo rápidamente flexionando los brazos.

B
- Sube con impulso, con la mayor fuerza posible, como para despegar las manos del suelo.
- Baja y empieza enseguida la siguiente repetición.

REPETICIONES: 6.

98

Press de banca con mancuernas

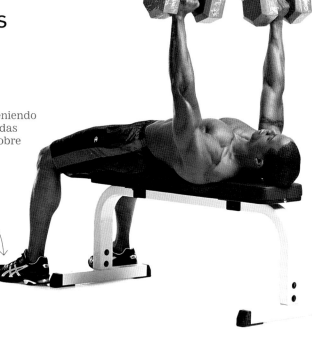

A

- Tiéndete en un banco, sosteniendo un par de mancuernas pesadas con los brazos extendidos sobre el pecho y las palmas hacia los pies.

  Mantén los pies en el suelo. Si los levantas, la carga de la parte superior del cuerpo se desplaza y tendrás menos fuerza para levantar las pesas.

B

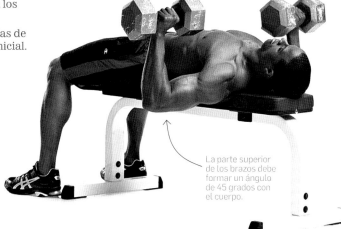

- Baja las pesas despacio a los costados del pecho.
- Haz una pausa y levántalas de nuevo hasta la posición inicial.

  La parte superior de los brazos debe formar un ángulo de 45 grados con el cuerpo.

REPETICIONES: 6.

MEJORA TU PRESS DE BANCA

En la fase de bajada del press de banca, ya sea con mancuernas o barra, junta los omóplatos. Esto te ayudará a acumular energía en la parte superior del cuerpo para levantar después la barra con más fuerza, según explica Craig Rasmussen, CSCS y entrenador de fitness de Results Fitness, en Santa Clarita, California (EE.UU.). Y añade: «Al bajar el peso, saca el pecho como para recibir la barra. Esto te servirá para crear un efecto de muelle en el momento en que empieces a levantar la barra».

99

SUPERSERIE 2
Step explosivo

Step alterno con mancuernas

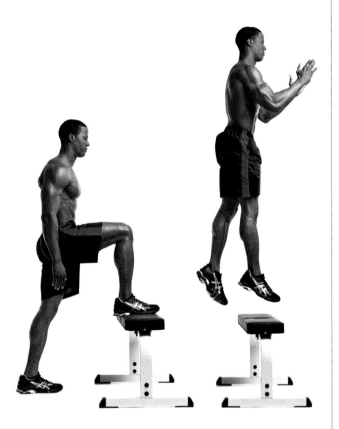

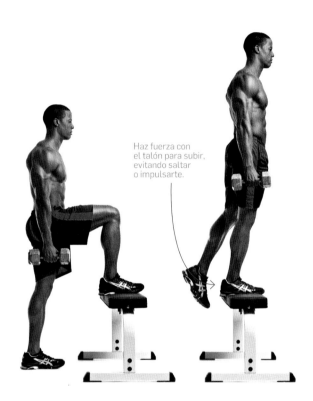

Haz fuerza con el talón para subir, evitando saltar o impulsarte.

A
- Colócate de pie con el pie derecho en un step o banco firmes y el pie izquierdo plano en el suelo.

B
- Manteniendo el torso erguido, presiona con fuerza el banco para subir con impulso.
- En el aire, cambia de pierna para caer con el pie izquierdo en el banco y el derecho en el suelo.

REPETICIONES: 6, alternando los pies.

A
- De pie frente a un banco, sostén las mancuernas a los costados, con las palmas hacia dentro.
- Apoya el pie derecho en el banco.

B
- Sube al banco, con el pie izquierdo colgando fuera, y luego baja.
- Repite esta vez subiendo con el pie izquierdo. Esto es 1 repetición.

REPETICIONES: 6.

SUPERSERIE 3
Abdominales en V

- Túmbate en el suelo con las piernas rectas y los brazos extendidos detrás de la cabeza.

B

- Contrae los abdominales para levantar el torso y los brazos del suelo a la vez que acercas las piernas al torso.
- Al llegar arriba, toca la punta de los pies con las manos si puedes y vuelve luego a la posición inicial.

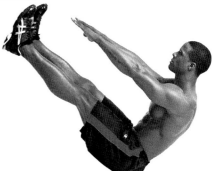

REPETICIONES: 6.

Crunches con peso en fitball

- Túmbate de espaldas sobre un fitball, sosteniendo una mancuerna con las dos manos contra el pecho.

Debes estar apoyado en el balón desde las caderas hasta los omóplatos.

B

- Incorpórate, deteniéndote justo antes de erguirte del todo. Baja despacio hasta la posición inicial.

Sube el torso usando los músculos abdominales, sin impulso.

Mantén los pies planos sobre el suelo.

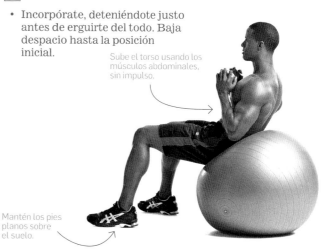

REPETICIONES: 6.

Rutinas superrápidas de abdominales

Todo el mundo quisiera tener un vientre liso, que no se vea fofo ni asome por encima de la línea del cinturón. Una barriga plana y fuerte es un signo que indica que te preocupas por tu alimentación y te mantienes en forma. Eres disciplinado, responsable y cuidas tu salud, tres cosas que las mujeres suelen buscar en un hombre. Pero dejando aparte la vanidad o el atractivo, hay muchas otras razones para reforzar el core. Como el eje de la rueda de una bicicleta, el core es esencial para la fuerza y estabilidad de todo tu cuerpo. Si tu core está débil, tú estás débil.

El famoso entrenador de fitness Mark Verstegen, autor de *Core Performance*, dice que reforzar los abdominales y toda la musculatura de la espalda y los oblicuos que sostienen la columna vertebral transforma todo tu cuerpo. Hará que te sientas más joven, más fuerte y más inteligente:

• Cuanto más fuerte esté tu core, más alto y delgado se te verá, porque este andamiaje muscular sostiene tu vientre y alarga tu esqueleto.

• Trabajar los músculos abdominales profundos y reforzar la musculatura que se extiende a lo largo de la columna vertebral crea una especie de corsé que evita que te lesiones la espalda.

• Un core bien afinado mejora la velocidad de reacción e incluso el funcionamiento mental. Como la espalda es el mensajero entre el cuerpo y el cerebro, una columna estable y bien alineada permite que el cerebro reciba los mensajes de manera más eficaz, dice Verstegen. Por estas razones, puede que este capítulo sea el más importante de este libro.

Encuéntrala rápido: Tu rutina de 15 minutos para abdominales y core

ANATOMÍA DE LOS ABDOMINALES

El core, esta especie de corsé muscular que estabiliza la columna, consta de 2 docenas de músculos. Los más importantes son:

Recto del abdomen: Los músculos del six-pack de la parte frontal del vientre que se activan con los crunches.

Transversos del abdomen: Bajo el six-pack, estos músculos profundos retienen la pared abdominal.

Oblicuos: Los abdominales a los lados del torso que te ayudan a inclinarte lateralmente y a resistir la rotación.

Flexores de las caderas: Los músculos que permiten flexionar las caderas y levantar los muslos al andar o correr, esenciales para la fuerza del core.

Lumbares: Aquí hay una serie de músculos básicos para la estabilidad de la espalda al inclinarse hacia atrás.

Rutina para el core sin crunches

A los que disfrutan sufriendo les encantan los crunches; a la gente más normal, no. Y da igual, porque para conseguir un abdomen perfecto no hacen falta. Los crunches se centran en una pequeña zona, pero esta rutina trabaja todo el core, la espalda y el trasero, pues los hombros caídos y los glúteos débiles contribuyen a que la barriga sobresalga.

EMPIEZA POR AQUÍ:
Haz estos movimientos seguidos sin descansar. Cuando acabes el primer circuito, recupera el aliento y haz otro.

El leñador inverso

- Sostén un balón medicinal junto a la cadera izquierda y flexiona las rodillas ligeramente.

- Manteniendo los brazos rectos, levanta el balón en diagonal hasta llevarlo al hombro derecho, irguiendo bien el cuerpo. Llévalo de nuevo a la posición inicial. Esto es 1 repetición.

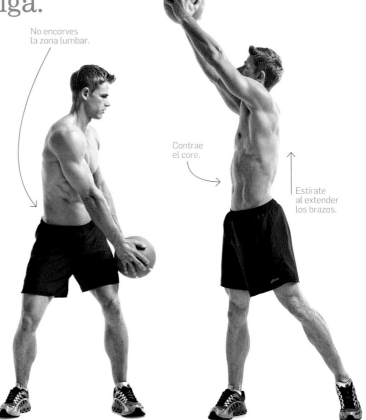

No encorves la zona lumbar.

Contrae el core.

Estírate al extender los brazos.

REPETICIONES: 10, y luego repite con el balón en la cadera derecha.

Zancada con extensión de un brazo

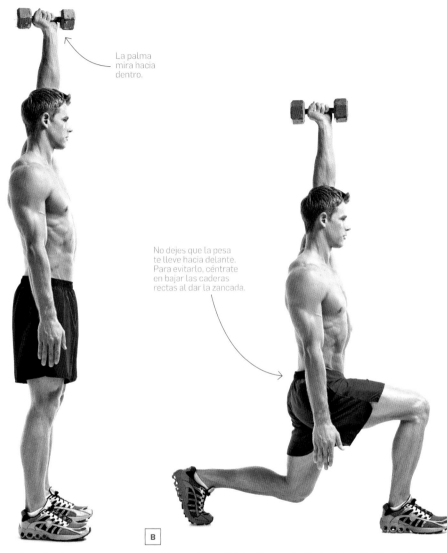

La palma mira hacia dentro.

No dejes que la pesa te lleve hacia delante. Para evitarlo, céntrate en bajar las caderas rectas al dar la zancada.

A

- Sostén una mancuerna con la mano izquierda y levanta el brazo izquierdo por encima de la cabeza. Mantén el codo cerca de la oreja todo el tiempo.

B

- Da un paso al frente con el pie derecho, bajando hasta que el muslo quede paralelo al suelo. Empuja con el pie izquierdo para levantarte. Esto es 1 repetición.

REPETICIONES: De 8 a 10; luego sostén la mancuerna con la mano derecha y haz la zancada con la pierna izquierda.

Plancha invertida con elevación de pierna

- Siéntate en el suelo con las piernas estiradas y las manos detrás del trasero, con los dedos hacia delante. Apóyate en las manos y levanta las caderas de modo que el cuerpo forme una línea recta desde los talones hasta la cabeza. Esto es una plancha invertida.

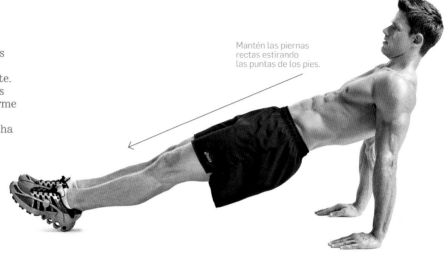

Mantén las piernas rectas estirando las puntas de los pies.

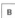

- Sin bajar las caderas, levanta la pierna derecha al menos 45 grados. Mantenla así 3 segundos y después bájala y repite.

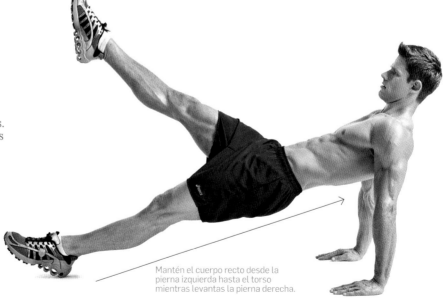

Mantén el cuerpo recto desde la pierna izquierda hasta el torso mientras levantas la pierna derecha.

REPETICIONES: 10 con cada pierna.

Remo inclinado con un solo brazo

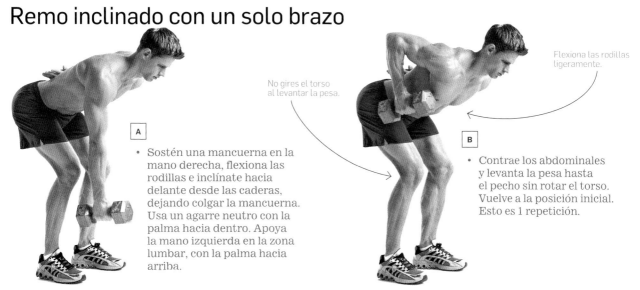

No gires el torso al levantar la pesa.

Flexiona las rodillas ligeramente.

A

- Sostén una mancuerna en la mano derecha, flexiona las rodillas e inclínate hacia delante desde las caderas, dejando colgar la mancuerna. Usa un agarre neutro con la palma hacia dentro. Apoya la mano izquierda en la zona lumbar, con la palma hacia arriba.

B

- Contrae los abdominales y levanta la pesa hasta el pecho sin rotar el torso. Vuelve a la posición inicial. Esto es 1 repetición.

REPETICIONES: De 10 a 12; luego repite con la mancuerna en la mano izquierda.

Rotación de piernas semisentado

A

- Siéntate en el suelo con las piernas extendidas y levanta los pies algunos centímetros del suelo.
- Inclínate hacia atrás, apoyándote sobre los codos, con los dedos cerca de las caderas.

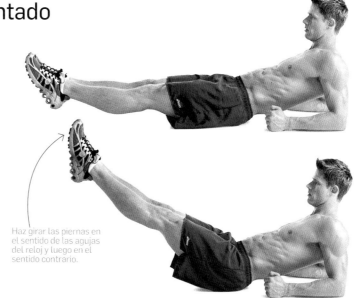

B

- Manteniendo la zona lumbar contra el suelo, contrae el core y levanta las piernas unos 45 grados. Con las puntas de los pies estiradas y los muslos juntos, describe círculos con las piernas en el sentido de las agujas del reloj. Luego invierte la dirección de los círculos.

Haz girar las piernas en el sentido de las agujas del reloj y luego en el sentido contrario.

REPETICIONES: 12 en cada dirección.

Rutina para el core sin crunches

Core rock and roll

A

- Ponte en posición de plancha con el cuerpo recto y apóyate en los dedos de los pies y los antebrazos.

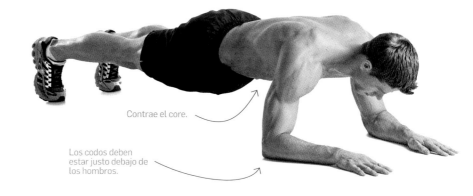

Contrae el core.

Los codos deben estar justo debajo de los hombros.

B

- Con las manos fijas y usando los pies como pivote, rota el cuerpo a la izquierda todo lo que puedas sin perder el equilibrio.

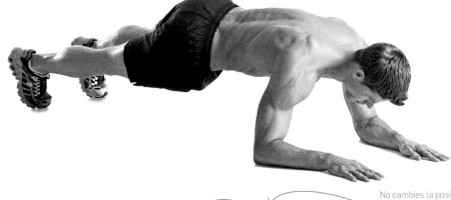

C

- Rota el cuerpo a la derecha. Los giros en las dos direcciones equivalen a 1 repetición.

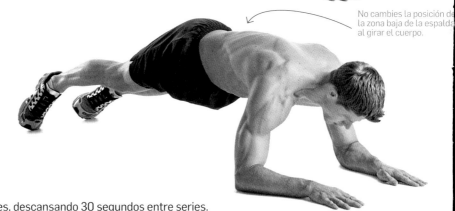

No cambies la posición de la zona baja de la espalda al girar el cuerpo.

REPETICIONES: De 8 a 10. Haz tres series, descansando 30 segundos entre series.

Lanzamiento de balón

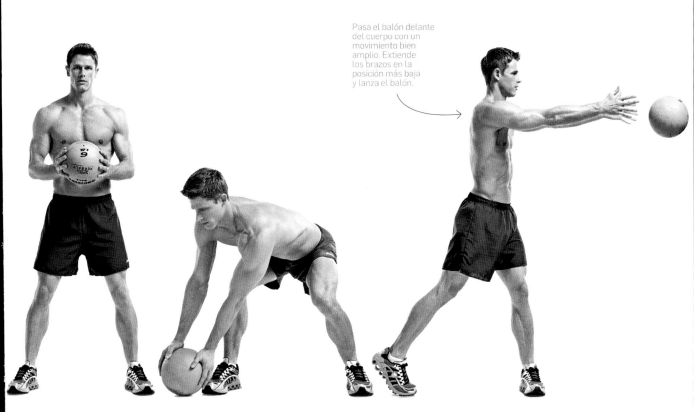

Pasa el balón delante del cuerpo con un movimiento bien amplio. Extiende los brazos en la posición más baja y lanza el balón.

A

- Coge un balón medicinal de 2 kilos y colócate de pie, con los pies separados a la anchura de tus hombros y las rodillas ligeramente flexionadas.
- Sostén el balón con las dos manos delante del pecho.

B

- Baja las caderas y toca el suelo con el balón junto al lado externo del pie derecho.

C

- Incorpórate rápidamente, levantando el balón en diagonal por delante del cuerpo. Cuando llegue a la altura del hombro, lánzalo a un compañero situado a tu izquierda.
- Haz que el compañero te lo devuelva. Esto completa 1 repetición.

REPETICIONES: 10, y luego repite al otro lado.

Estos ejercicios son para los masoquistas a quienes les gusta sentir que les arden los abdominales. Las dos rutinas incluyen los mejores movimientos de flexión para trabajar el recto del abdomen y los oblicuos internos y externos. Marcarán tus abdominales rápidamente si estás dispuesto a sufrir para ello.¡Que los disfrutes!

EMPIEZA POR AQUÍ:
Haz los seis ejercicios siguientes como un circuito sin descansar entre los movimientos. Tras acabar el circuito, descansa 1 minuto y luego haz otra ronda.

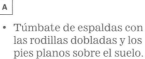

Crunches con peso y brazos extendidos

A

- Túmbate de espaldas con las rodillas dobladas y los pies planos sobre el suelo.

- Sostén una mancuerna ligera en cada mano y extiende los brazos por encima de la cabeza.

Si las pesas te obligan a hacer trampa, usa mancuernas más ligeras.

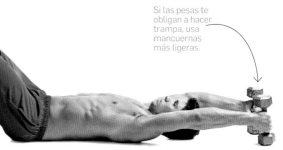

B

- Acerca la caja torácica a la pelvis, manteniendo los hombros bajos y los brazos rectos.

- No te impulses con los brazos.

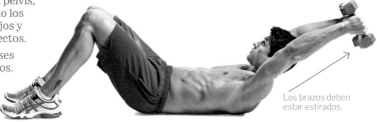

Los brazos deben estar estirados.

REPETICIONES: De 12 a 15.

Abdominales sentado en banco

A

- Siéntate en el borde de un banco. Agárrate al asiento por delante e inclínate un poco hacia atrás, extendiendo las piernas sin que los talones toquen el suelo.

B

- Flexiona las rodillas y levanta lentamente las piernas hacia el pecho. A la vez, inclina la parte superior del cuerpo hacia delante para acercar el pecho a los muslos.

- Vuelve a la posición inicial.

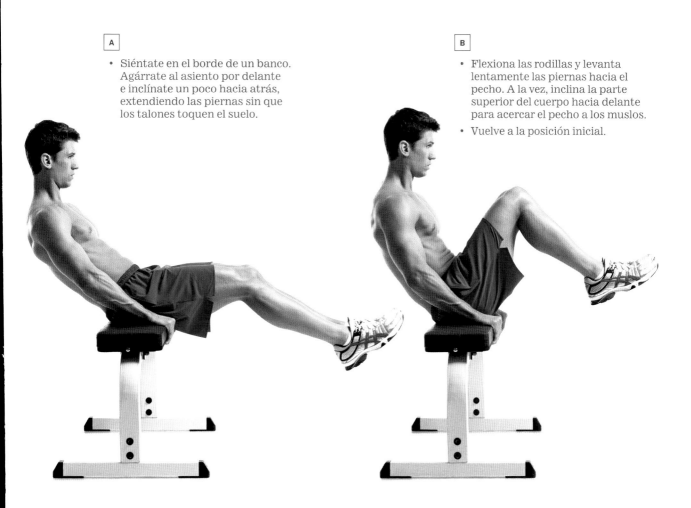

REPETICIONES: De 12 a 15.

Abdominales para el six-pack 1

Descenso de piernas con balón medicinal

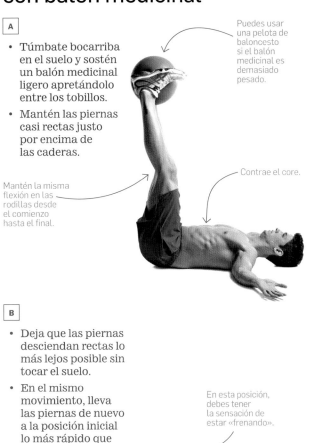

A

- Túmbate bocarriba en el suelo y sostén un balón medicinal ligero apretándolo entre los tobillos.
- Mantén las piernas casi rectas justo por encima de las caderas.

Puedes usar una pelota de baloncesto si el balón medicinal es demasiado pesado.

Mantén la misma flexión en las rodillas desde el comienzo hasta el final.

Contrae el core.

B

- Deja que las piernas desciendan rectas lo más lejos posible sin tocar el suelo.
- En el mismo movimiento, lleva las piernas de nuevo a la posición inicial lo más rápido que puedas. Esto es 1 repetición.

En esta posición, debes tener la sensación de estar «frenando».

REPETICIONES: De 10 a 12.

Crunch a un lado con peso

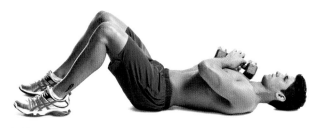

A

- Túmbate de espaldas con las rodillas flexionadas y los pies planos sobre el suelo y sostén una mancuerna con las dos manos junto al hombro derecho.

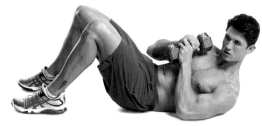

B

- Levanta el torso rotándolo hacia la izquierda.
- Desciende y completa la serie para este lado. Luego repite cambiando de dirección y sosteniendo la mancuerna junto al hombro izquierdo.

REPETICIONES: De 8 a 10 a cada lado.

Crunch con polea

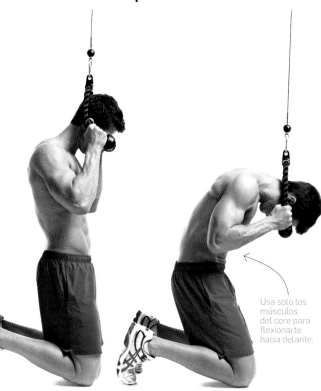

Usa solo los músculos del core para flexionarte hacia delante.

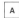 **A**
- Arrodíllate frente a una estación de poleas y conecta una cuerda a la parte superior. Sostén los extremos de la cuerda a cada lado de la cara.

B
- Flexiónate hacia delante, acercando el pecho a la pelvis.
- Vuelve a la posición inicial y repite el movimiento, esta vez con el pecho hacia la pierna izquierda.
- Vuelve y repite hacia la derecha. Esto es 1 repetición.

REPETICIONES: De 8 a 10.

Crunch con flexión lateral

A
- Túmbate de espaldas con las rodillas dobladas, los pies en el suelo y las manos detrás de las orejas.
- Incorpórate manteniendo los omóplatos en el suelo.

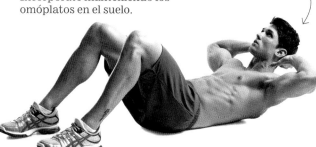

No levantes la cabeza; mantenla alineada con el cuello y la espalda.

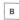 **B**
- Flexiona la cintura hacia la izquierda, como para llevar el brazo izquierdo a la cadera izquierda.
- Vuelve al centro y luego flexiónate a la derecha. Esto es 1 repetición.
- Baja hasta la posición inicial y repite.

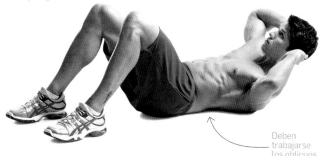

Deben trabajarse los oblicuos.

REPETICIONES: De 8 a 10.

113

EMPIEZA POR AQUÍ:
Haz los cinco ejercicios siguientes como un circuito sin descansar entre los movimientos. Al acabar el circuito, descansa 1 minuto y luego haz otra ronda.

La montaña en fitball

A

* Ponte en posición de flexiones con los brazos totalmente extendidos bajo los hombros.
* Apoya las espinillas en un fitball, de modo que el cuerpo forme una línea recta desde la cabeza hasta los tobillos.

Las manos deben quedar justo bajo los hombros.

B

* Sin flexionar las rodillas, haz rodar la pelota hacia el cuerpo levantando las caderas tanto como puedas.
* Haz una pausa y vuelve a llevar la pelota a la posición inicial bajando las caderas y haciendo rodar la pelota hacia atrás.

No redondees la zona lumbar.

Levanta las caderas hacia el techo.

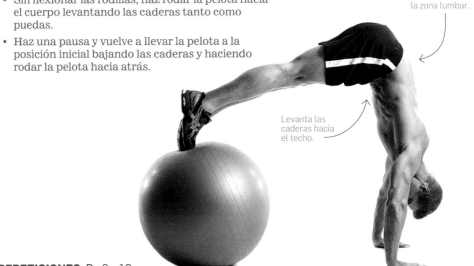

REPETICIONES: De 8 a 10.

Crunch inverso

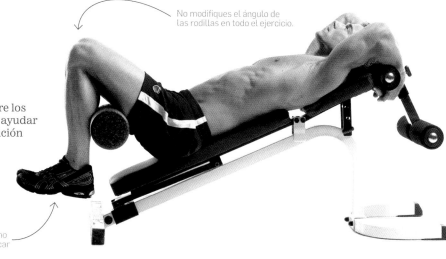

No modifiques el ángulo de
las rodillas en todo el ejercicio.

 A

- Túmbate bocarriba en un banco
  de abdominales inclinado.
- Sostén un rodillo de espuma entre los
  gemelos y los isquiotibiales para ayudar
  a mantener las piernas en la posición
  adecuada.
- Agarra el banco por detrás de
  la cabeza para hacer palanca.

Los pies no
deben tocar
el suelo.

Mantén
los pies juntos.

Mantén las rodillas
juntas y desplázalas
hacia el pecho.

B

- Levanta las caderas despegándolas del
  banco y llévalas hacia el pecho. Haz una
  pausa de 1 segundo.
- Baja despacio las piernas hasta que los
  talones casi toquen el suelo.

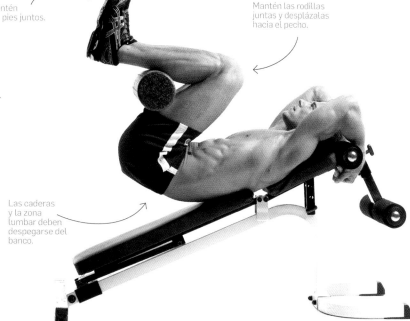

Las caderas
y la zona
lumbar deben
despegarse del
banco.

REPETICIONES: De 12 a 15.

Curl de piernas con fitball

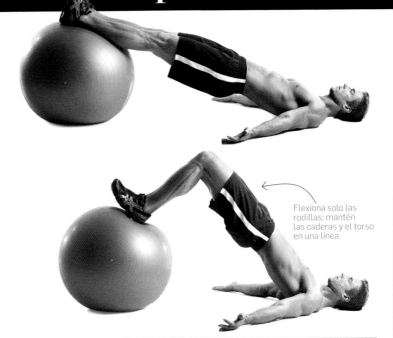

A

- Túmbate de espaldas en el suelo con los gemelos apoyados en un fitball y los brazos a los lados.
- Contrae los glúteos para levantar las caderas del suelo de modo que el cuerpo forme una línea recta desde los hombros hasta los tobillos.

B

- Haz una pausa de 1 segundo, y luego flexiona las piernas y haz rodar la pelota hacia el trasero.
- Extiende las piernas para alejar la pelota de nuevo y luego baja el cuerpo al suelo. Esto es 1 repetición.

Flexiona solo las rodillas; mantén las caderas y el torso en una línea.

REPETICIONES: De 10 a 12.

Cobra bocabajo

A

- Túmbate bocabajo en el suelo con las piernas extendidas, los brazos junto a los costados y las palmas hacia abajo.
- Contrae los glúteos y los músculos de la parte baja de la espalda y eleva la cabeza, el pecho, los brazos y las piernas.
- A la vez gira los brazos de modo que los pulgares apunten hacia el cielo.
- Ahora solo las caderas deben estar en contacto con el suelo.

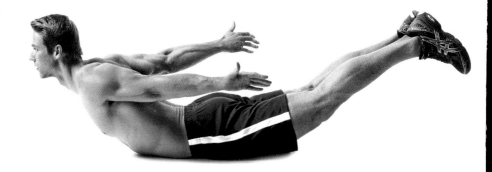

REPETICIONES: 1 durante 60 segundos.

Elevación de piernas suspendido en barra

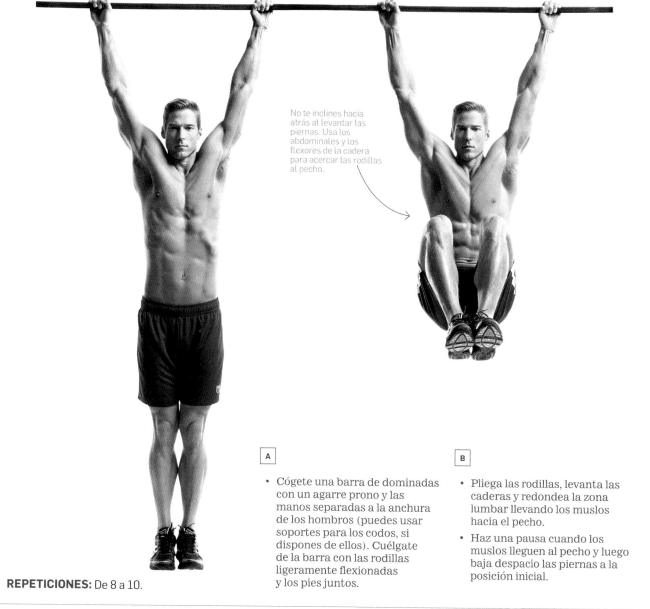

No te inclines hacia atrás al levantar las piernas. Usa los abdominales y los flexores de la cadera para acercar las rodillas al pecho.

A

- Cógete una barra de dominadas con un agarre prono y las manos separadas a la anchura de los hombros (puedes usar soportes para los codos, si dispones de ellos). Cuélgate de la barra con las rodillas ligeramente flexionadas y los pies juntos.

B

- Pliega las rodillas, levanta las caderas y redondea la zona lumbar llevando los muslos hacia el pecho.
- Haz una pausa cuando los muslos lleguen al pecho y luego baja despacio las piernas a la posición inicial.

REPETICIONES: De 8 a 10.

117

Rutina para esculpir los oblicuos

A pesar de su nombre divertido, esos «flotadores» alrededor de la cintura pueden arruinar cualquier silueta aunque tengas una tripa admirablemente plana. Esta rutina está diseñada para tonificar y reforzar los oblicuos (los músculos a los costados del torso que te ayudan a flexionarte y a girar) y así esculpir bien toda tu zona media.

EMPIEZA POR AQUÍ:
Realiza estos movimientos como
un circuito sin pausas entre los ejercicios. Después de acabar el circuito, descansa
1 minuto y luego haz otro más.

Abdominales en V laterales

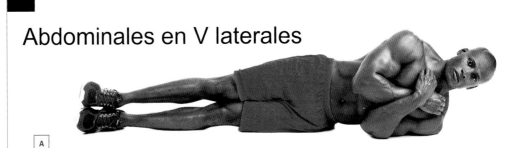

A
- Túmbate de lado con el cuerpo en una línea recta.
- Cruza los brazos delante del pecho.

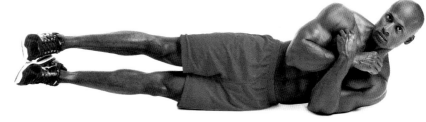

B
- Manteniendo las piernas juntas, levántalas del suelo a la vez que acercas el codo superior a la cadera.
- El movimiento permite poca amplitud, pero sentirás una contracción intensa en los oblicuos.

REPETICIONES: 10 con cada lado del cuerpo.

Inclinación lateral con los brazos en alto

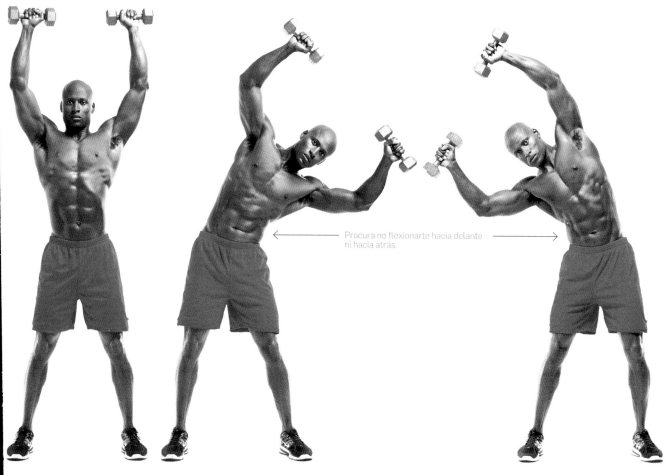

Procura no flexionarte hacia delante ni hacia atrás.

A

- Sostén un par de mancuernas ligeras por encima de la cabeza en la línea los hombros, con los codos ligeramente flexionados.

B

- Mantén la espalda recta y lentamente inclínate hacia la izquierda todo lo que puedas, sin girar la parte superior del cuerpo.

C

- Haz una pausa, vuelve al centro y luego inclínate hacia la derecha lo máximo que puedas.

REPETICIONES: 10 a cada lado.

Rutina para esculpir los oblicuos

Rotación rápida

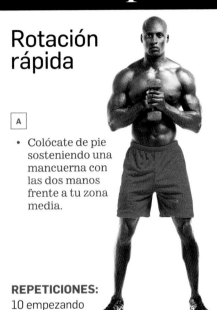

A

- Colócate de pie sosteniendo una mancuerna con las dos manos frente a tu zona media.

B

- Gira 90 grados a la derecha y luego 180 grados a la izquierda.
- Mantén los abdominales contraídos y muévete deprisa.
- Vuelve al centro.

C

- Alterna el lado con el que empiezas.

REPETICIONES:
10 empezando con cada lado.

Rotación del torso con balón medicinal

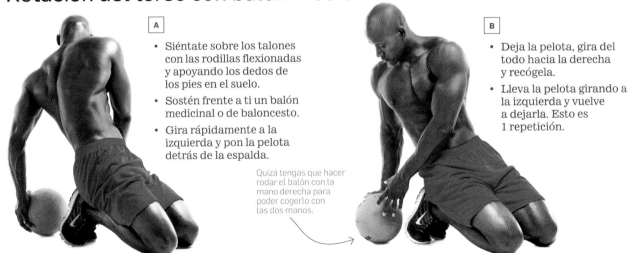

A

- Siéntate sobre los talones con las rodillas flexionadas y apoyando los dedos de los pies en el suelo.
- Sostén frente a ti un balón medicinal o de baloncesto.
- Gira rápidamente a la izquierda y pon la pelota detrás de la espalda.

Quizá tengas que hacer rodar el balón con la mano derecha para poder cogerlo con las dos manos.

B

- Deja la pelota, gira del todo hacia la derecha y recógela.
- Lleva la pelota girando a la izquierda y vuelve a dejarla. Esto es 1 repetición.

REPETICIONES: 10 a cada lado.

El leñador con dos manos

- Coge una mancuerna y sostenla con las dos manos por encima del hombro derecho.
- Rota el torso a la derecha. Si quieres, puedes girar el pie izquierdo.

- Flexiona los abdominales y baja la mancuerna en diagonal hasta la cara externa del muslo, doblándote por las caderas.
- Invierte el movimiento para volver al principio, acaba la serie y repite con el otro lado.

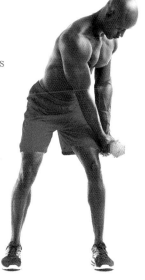

REPETICIONES: 10 a cada lado.

Navaja lateral

- Túmbate en el suelo sobre el lado izquierdo con los pies uno sobre otro. Pon la mano derecha detrás de la cabeza.
- Levanta el torso apoyándote en el codo y el antebrazo izquierdos, situados bajo el hombro.

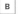

- Levanta las piernas hacia el torso manteniendo el torso fijo.
- Haz una pausa para sentir la contracción en el lado derecho de la cintura.
- Después baja despacio las piernas y repite.

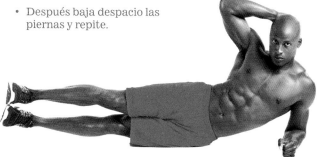

REPETICIONES: 10 por lado.

Tu rutina de 15 minutos para el core

Sabemos cómo es. A veces quieres entrenar sin tener que pensar, seguir las instrucciones y ya está. Pero otras veces quieres hacer las cosas a tu manera. Por eso te ofrecemos este entrenamiento que podrás organizar tú mismo. Incluye otros 19 ejercicios más para fulminar la barriga y reforzar el core. Combínalos para crear tu propio circuito.

EMPIEZA POR AQUÍ:
Elige cinco ejercicios para el core de las siguientes páginas. Hazlos como un circuito, pasando de un ejercicio a otro sin descanso. Recupérate 1 minuto y luego repite el circuito dos veces más.

Puente lateral

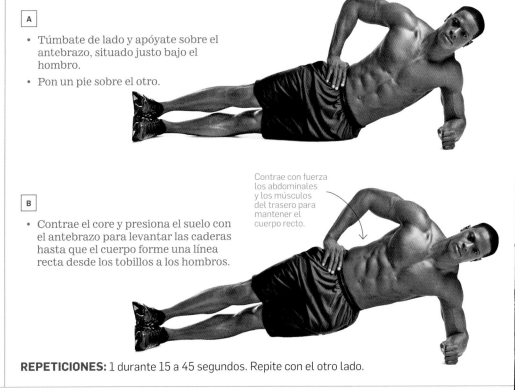

A
- Túmbate de lado y apóyate sobre el antebrazo, situado justo bajo el hombro.
- Pon un pie sobre el otro.

B
- Contrae el core y presiona el suelo con el antebrazo para levantar las caderas hasta que el cuerpo forme una línea recta desde los tobillos a los hombros.

Contrae con fuerza los abdominales y los músculos del trasero para mantener el cuerpo recto.

REPETICIONES: 1 durante 15 a 45 segundos. Repite con el otro lado.

Plancha alzando el brazo en diagonal

- Ponte en la posición de flexiones pero con los pies separados a la anchura de tus hombros y apoyado en los antebrazos.

- Con el torso fijo, levanta el brazo derecho y extiéndelo a la derecha hasta la posición de las 2 del reloj.
- Mantenlo 2 segundos, bájalo y repite con el brazo izquierdo, apuntando a la posición de las 10. Esto es 1 repetición.

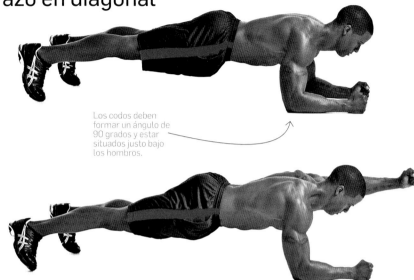

Los codos deben formar un ángulo de 90 grados y estar situados justo bajo los hombros.

REPETICIONES: De 6 a 8.

Descenso a una pierna

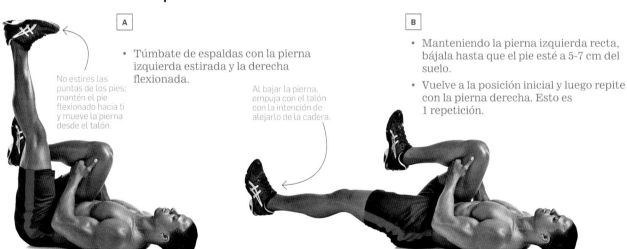

No estires las puntas de los pies; mantén el pie flexionado hacia ti y mueve la pierna desde el talón.

A

- Túmbate de espaldas con la pierna izquierda estirada y la derecha flexionada.

Al bajar la pierna, empuja con el talón con la intención de alejarlo de la cadera.

B

- Manteniendo la pierna izquierda recta, bájala hasta que el pie esté a 5-7 cm del suelo.
- Vuelve a la posición inicial y luego repite con la pierna derecha. Esto es 1 repetición.

REPETICIONES: De 8 a 12.

123

Flexión de rodillas en fitball

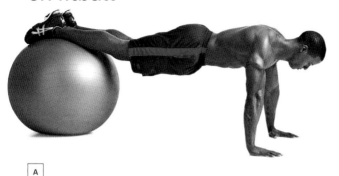

A

- Ponte en posición de flexiones con las espinillas apoyadas en un fitball y las manos un poco más separadas que el ancho de tus hombros.

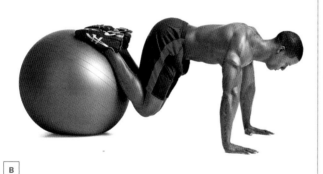

B

- Con los abdominales contraídos, lleva las rodillas hacia el pecho hasta que los dedos de los pies queden en la parte superior de la pelota.
- Extiende lentamente las piernas haciendo rodar la pelota hasta la posición inicial.

REPETICIONES: De 8 a 12.

Marcha en puente

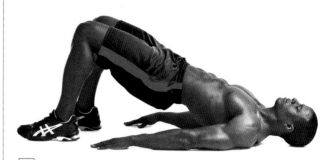

A

- Túmbate con las rodillas flexionadas y los brazos y talones en el suelo.
- Presiona con los talones y contrae los glúteos para elevar el cuerpo de modo que forme una línea recta desde las rodillas hasta los hombros.

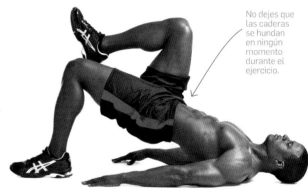

No dejes que las caderas se hundan en ningún momento durante el ejercicio.

B

- Ahora trae la rodilla derecha hacia el pecho.
- Invierte el movimiento y repite lo mismo con la pierna izquierda. Esto es 1 repetición.

REPETICIONES: De 8 a 10.

Rodamiento oblicuo en prono

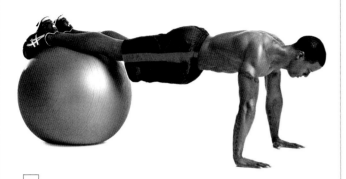

A

- Colócate en posición de plancha con las espinillas sobre un fitball separadas aproximadamente a la anchura de tus caderas y las manos en el suelo separadas a la anchura de tus hombros.

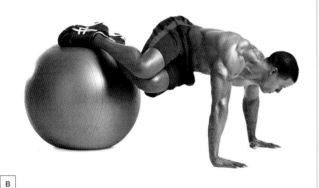

B

- Manteniendo los pies en la pelota, lleva la rodilla derecha hacia el hombro derecho (la izquierda simplemente la acompaña en el movimiento).
- Vuelve al centro y lleva la pierna izquierda hacia el hombro izquierdo. Esto es 1 repetición.

REPETICIONES: De 12 a 15.

Caminata en plancha con rotación

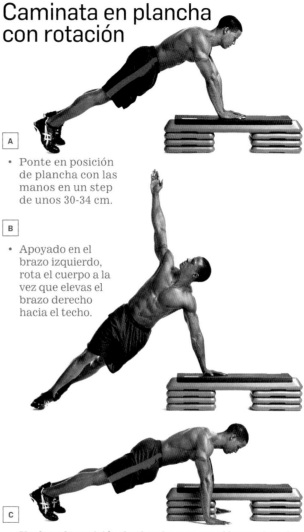

A

- Ponte en posición de plancha con las manos en un step de unos 30-34 cm.

B

- Apoyado en el brazo izquierdo, rota el cuerpo a la vez que elevas el brazo derecho hacia el techo.

C

- Vuelve a la posición de plancha y apoya el brazo derecho en el suelo a la derecha del step y luego el izquierdo a la izquierda del step.
- Sube al step de nuevo empezando con el brazo izquierdo. Esto es 1 repetición.

REPETICIONES: De 8 a 10 con cada lado.

125

La canoa

> **TRUCO:** *Agarra el asa de la mancuerna con una mano por encima de la otra. Para un máximo beneficio, «rema» lentamente, como contra la resistencia del agua.*

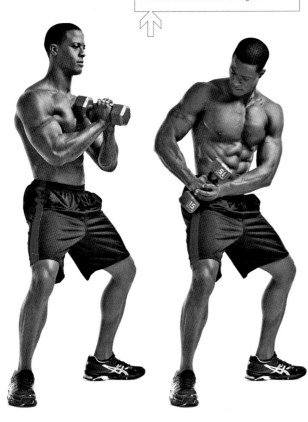

Remo alterno con mancuernas

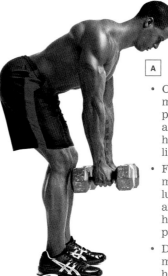

A

- Coge un par de mancuernas y colócate de pie con los pies separados a la anchura de tus hombros y las rodillas ligeramente dobladas.
- Flexiona las caderas, manteniendo la zona lumbar naturalmente arqueada, y baja el torso hasta que quede casi paralelo al suelo.
- Deja colgar las mancuernas desde los hombros con los brazos extendidos.

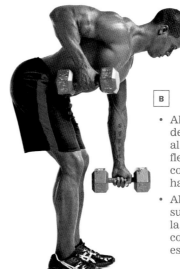

B

- Ahora lleva la mancuerna de la mano derecha al costado del torso, flexionando el codo y contrayendo el omóplato hacia la espalda.
- Al bajar la mancuerna, sube la mancuerna de la mano izquierda al costado del torso. Esto es 1 repetición.

A

- Colócate de pie con los pies separados unos 90 cm y las rodillas ligeramente flexionadas.
- Sostén una mancuerna delante del pecho.

B

- Sin mover las caderas, lleva la mancuerna a la cadera derecha, como si remases en una canoa.
- Vuelve a la posición inicial y «rema» hacia la cadera izquierda. Esto es 1 repetición.

REPETICIONES: 10.

REPETICIONES: De 8 a 10.

Plancha lateral con rotación y extensión por debajo

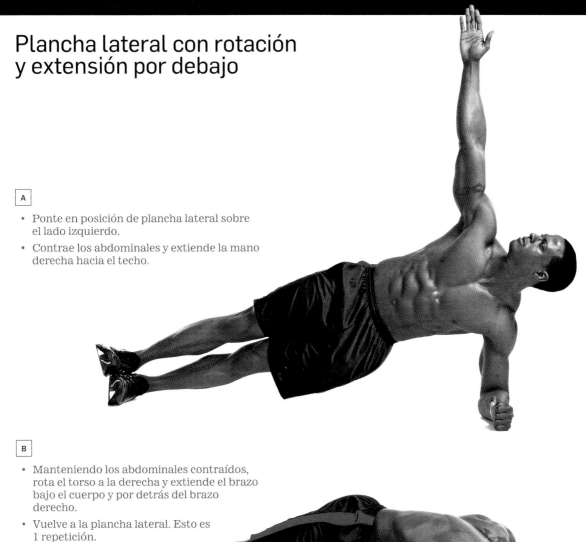

A

- Ponte en posición de plancha lateral sobre el lado izquierdo.
- Contrae los abdominales y extiende la mano derecha hacia el techo.

B

- Manteniendo los abdominales contraídos, rota el torso a la derecha y extiende el brazo bajo el cuerpo y por detrás del brazo derecho.
- Vuelve a la plancha lateral. Esto es 1 repetición.

REPETICIONES: Entre 5 y 10 a cada lado.

Abdominales de leñador

A

- Túmbate de espaldas con las manos juntas detrás de la cabeza.

B

- Contrae los abdominales e incorpórate, llevando las manos junto al lado externo del muslo derecho.
- Desciende a la posición inicial y repite hacia la izquierda, alternando los lados.

TRUCO: *Cuando hayas ganado más fuerza, coge una mancuerna de 1,5-2 kilos y haz 12 repeticiones por serie.*

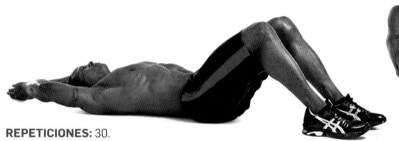
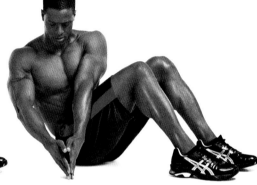

REPETICIONES: 30.

Matrix

A

- Coge un balón medicinal de 2-5 kilos y arrodíllate en el suelo con las rodillas separadas a la anchura de tus caderas.
- Endereza la espalda y presiona la pelota junto al pecho.

B

- Lentamente inclínate hacia atrás todo lo que puedas, manteniendo las rodillas plantadas en el suelo.
- Mantén la posición inclinada 3 segundos y después usa el core para levantarte despacio hasta la posición inicial.

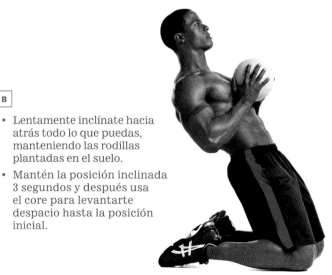

REPETICIONES:
De 12 a 15.

Estabilización en T

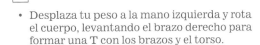

A

- Ponte en posición de flexiones.

B

- Desplaza tu peso a la mano izquierda y rota el cuerpo, levantando el brazo derecho para formar una T con los brazos y el torso.
- Mantente así 1 o 2 segundos y vuelve a la posición inicial. Esto es 1 repetición.

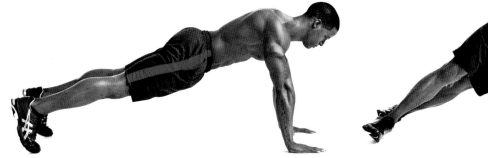

REPETICIONES: De 8 a 10.

Estiramiento con dos piernas

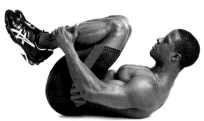

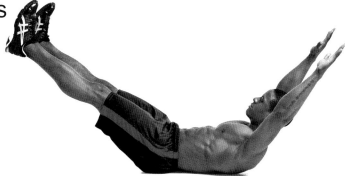

A

- Túmbate en el suelo, dobla las rodillas, agarra las espinillas y levanta los hombros del suelo.

B

- Manteniendo las caderas y la zona lumbar en el suelo, extiende las piernas y levántalas en un ángulo de 45 grados a la vez que extiendes los brazos (con los bíceps cerca de las orejas) para formar una U con el cuerpo.
- Mantén esta posición, con las costillas contra el suelo.
- Activa los abdominales para bajar las piernas y los brazos de nuevo a la posición inicial.

REPETICIONES: De 5 a 10.

129

Elevación de pierna con extensión de espalda

- Apoya las caderas y la barriga en un fitball.
- Extiende las piernas y apoya las puntas de los pies en el suelo separadas a la anchura de tus caderas.
- Extiende los brazos para alienarlos con los hombros.

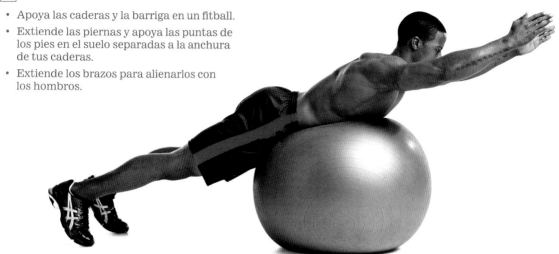

- Levanta la pierna derecha unos 15 cm del suelo extendiendo los brazos lo máximo posible. Esto es 1 repetición.

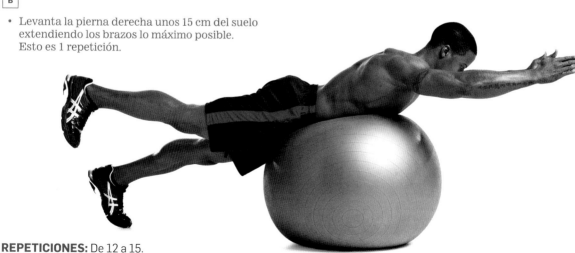

REPETICIONES: De 12 a 15.

Balancín en plancha sobre fitball

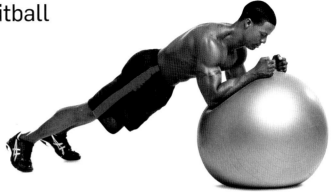

A

- Ponte en posición de plancha con los antebrazos sobre un fitball.
- El cuerpo debe formar una línea recta desde la cabeza hasta los tobillos.

B

- Contrae el core y empuja con los brazos hacia delante, haciendo rodar la pelota bajo los antebrazos. Trae los brazos de nuevo hacia atrás y repite 5 veces.

> **TRUCO:** *Una variante de este ejercicio es «remover la olla». En vez de mover los brazos hacia delante, hacia atrás y diagonalmente, describe círculos como si removieras una olla con las dos manos. Haz 5 círculos en un sentido y cinco en el contrario.*

C

- Ahora empuja y trae los brazos diagonalmente primero a la derecha y luego a la izquierda, haciendo rodar la pelota bajo los antebrazos. Esto es 1 repetición; haz 5 repeticiones.

REPETICIONES: 5 en cada dirección.

Elevación de rodilla en fitball

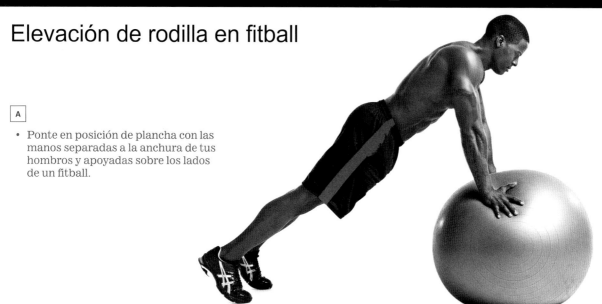

A

- Ponte en posición de plancha con las manos separadas a la anchura de tus hombros y apoyadas sobre los lados de un fitball.

B

- Flexiona la rodilla derecha en dirección al pecho.
- Mantenla 1 segundo y vuelve a la posición de plancha.
- Haz todas las repeticiones con la rodilla derecha, y luego repite el ejercicio con la rodilla izquierda.

REPETICIONES: De 12 a 15 con cada pierna.

Crunch con elevación de piernas y brazos

A

- Coge un par de mancuernas de 4-5 kilos y túmbate de espaldas con los brazos por encima de la cabeza.
- Levanta las piernas en un ángulo de 45 grados.

B

- Levanta los brazos por encima del pecho separando los hombros del suelo a la vez que elevas las piernas hasta que estén perpendiculares al suelo.
- Vuelve a la posición inicial (no permitas que las piernas toquen el suelo).

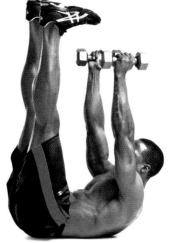
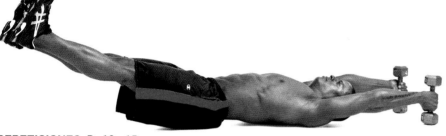

REPETICIONES: De 12 a 15.

El velocista

A

- Túmbate de espaldas con las manos a los costados, las piernas estiradas y los talones suspendidos a unos 15-30 cm del suelo.

B

- Empieza incorporándote a la vez que elevas el brazo derecho con el codo flexionado, imitando el movimiento de impulsión de un corredor.
- Cuando el torso esté en la posición más alta, lleva la pierna izquierda al pecho.
- Vuelve a la posición inicial, manteniendo las piernas levantadas, y repite lo mismo con la pierna y el brazo contrarios.
- Esto es 1 repetición.

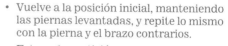
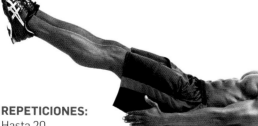
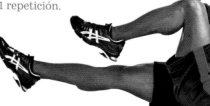

REPETICIONES:
Hasta 20.

Rutinas superrápidas de brazos y hombros

Los brazos y los hombros pueden ser muy llamativos. Una zona superior bien musculada no solo resulta atractiva en la playa o cuando llevas una camisa blanca recién planchada; además, trasmite fuerza y confianza donde quiera que vayas. Puede incluso hacer que parezcas un poco más alto. Los músculos de la parte alta de la espalda contribuyen a mantener los hombros bajos y hacia atrás, para ayudarte a tener una postura erguida en vez de encorvarte al estilo de Cuasimodo. Además, cuando los hombros se sitúan hacia atrás de manera natural, los pectorales destacan más. Así te sentirás fenomenal y tendrás un aspecto estupendo tanto si vistes un traje de Armani como si llevas tu camiseta favorita.

Los fundamentos...

En este capítulo encontrarás ejercicios para reforzar los tríceps, los bíceps, los hombros, la parte superior de la espalda y el pecho. Para mejores resultados, haz una (o más) de estas rutinas dos días a la semana, centrándote en las zonas que necesiten más ayuda. Puedes hacer más, pero siempre deja un día de descanso en medio para recuperarte. (Si tienes más tiempo, puedes añadir una de estas rutinas a otra de 15 minutos para hacer un entrenamiento de cuerpo entero.) Haz el número de series y repeticiones indicado en cada ejercicio, eligiendo pesas con las que te cueste llegar a la última repetición con una forma perfecta.

Encuéntrala rápido: Tu rutina de 15 minutos para los brazos y los hombros

¿PESAS O DIABETES?

Ganar masa muscular puede ayudar a tu cuerpo a regular de manera más eficaz el nivel de azúcar en la sangre. En un estudio realizado por investigadores de la Universidad de California, en Los Ángeles (EE.UU.), se encontró que las personas con menor masa muscular tenían un 67 % más de probabilidades de ser resistentes a la insulina en comparación con otros participantes con más masa muscular. La resistencia a la insulina es una señal que advierte del riesgo de sufrir diabetes tipo 2.

Rutinas con mancuerna para todo el brazo

Las mancuernas son ideales para trabajar los brazos y los hombros, pues permiten realizar ejercicios dentro de una amplia gama de movimientos. Todos los hombres deben tener al menos dos pares de estas versátiles herramientas: un par ligero para ejercitar las muñecas y el manguito rotador y un par pesado para los curls y los press. Nosotros preferimos las mancuernas de cabeza hexagonal, porque no ruedan en el suelo (y, en un apuro, te sirven de martillo).

Las rutinas que encontrarás a continuación se centran en los brazos desde las manos hasta los hombros, para definirlos profundamente desde todos los ángulos. Sacarás el máximo provecho de estos ejercicios si los llevas a cabo con una posición perfecta.

EMPIEZA POR AQUÍ: Haz los ejercicios de esta rutina como un circuito, realizando todas las repeticiones de un ejercicio antes de saltar al siguiente. Si puedes, no descanses entre los ejercicios. Al acabar el último ejercicio, recupérate durante no más de 60 segundos, y luego repite el circuito una vez más.

Curl concentrado

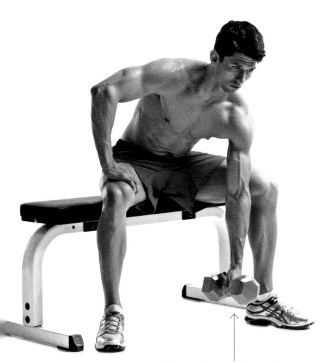

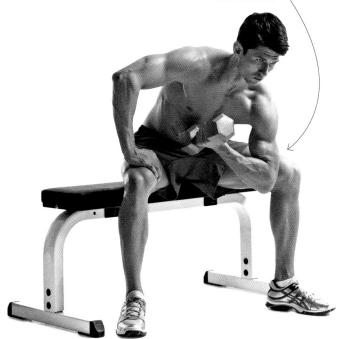

Mantén el brazo contraído contra el muslo mientras levantas lentamente el peso hacia el hombro.

Deja que el brazo cuelgue totalmente estirado. Mantén fija la parte superior del cuerpo mientras levantas la pesa.

A

- Siéntate en un banco de ejercicios o en una silla con las rodillas algo más separadas que el ancho de tus hombros y los pies planos sobre el suelo.
- Coge una mancuerna con la mano izquierda, con la palma mirando hacia dentro. Inclínate un poco hacia delante y apoya el dorso de la parte superior del brazo izquierdo en el interior del muslo izquierdo.
- Apóyate con la mano derecha en el muslo o la rodilla derechos.

B

- Flexiona el brazo para levantar la mancuerna hacia el hombro, manteniendo la parte superior del brazo izquierdo todo el tiempo contra el interior del muslo.
- Baja la pesa y repite.

REPETICIONES: De 8 a 12; luego cambia de lado y haz el ejercicio con el brazo derecho.

Extensión de tríceps sentado

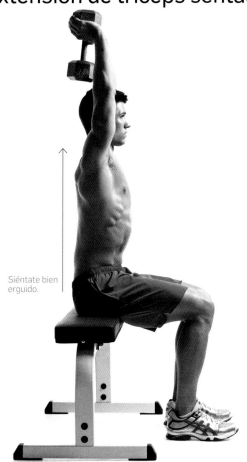

Siéntate bien erguido.

A

No te inclines hacia delante ni hacia atrás.

66

Es el porcentaje de los tríceps que se activa durante las flexiones.

Mantén el core contraído.

B

- Sentado en una silla o un banco de ejercicios con la espalda recta, apoya los pies firmemente en el suelo y coge una sola mancuerna con las dos manos.

- Levanta la pesa por encima de la cabeza, rotándola de manera que quede vertical y el disco superior descanse en las palmas de tus manos, con los pulgares alrededor del asa. Esta es la posición inicial.

REPETICIONES: De 8 a 12.

- Baja la pesa despacio por detrás de la cabeza hasta que los antebrazos toquen los bíceps y levántala de nuevo hasta la posición inicial. Repite.

- Mantén la parte superior de los brazos fija mientras bajas y subes la pesa.

Curl de muñeca

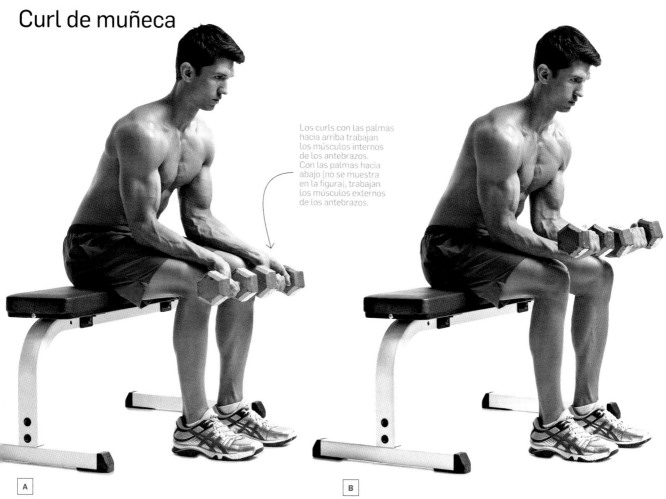

Los curls con las palmas hacia arriba trabajan los músculos internos de los antebrazos. Con las palmas hacia abajo (no se muestra en la figura), trabajan los músculos externos de los antebrazos.

A

- Siéntate en un banco de ejercicios o una silla con las rodillas separadas unos 30 cm y los pies planos sobre el suelo.

- Con una mancuerna en cada mano y las palmas hacia arriba, inclínate hacia delante y apoya los antebrazos en los muslos, de modo que las muñecas cuelguen por encima de las rodillas.

- Flexiona lentamente las muñecas hacia abajo lo más que puedas.

B

- Usando solo las muñecas, levanta las pesas lo más arriba que puedas. Bájalas y haz todas las repeticiones.

- Ahora pon las muñecas en la posición de palmas hacia abajo y haz el curl de muñecas inverso.

- Flexiona las muñecas hacia arriba para elevar las mancuernas todo lo que puedas. Bájalas lentamente y repite.

REPETICIONES: De 12 a 15 en cada sentido, con las palmas hacia arriba y hacia abajo.

Curl de martillo con agarre alterno

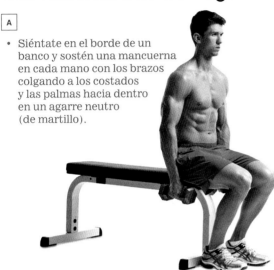

A

- Siéntate en el borde de un banco y sostén una mancuerna en cada mano con los brazos colgando a los costados y las palmas hacia dentro en un agarre neutro (de martillo).

B

- Manteniendo la espalda recta, flexiona los brazos para levantar lentamente las pesas hasta que los pulgares estén cerca de los hombros.
- Al final del curl, junta los bíceps y luego baja la pesas.

NOTA: *El agarre de martillo obliga a los músculos braquiales (en la parte superior del brazo) a trabajar más.*

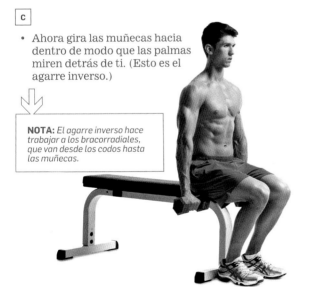

C

- Ahora gira las muñecas hacia dentro de modo que las palmas miren detrás de ti. (Esto es el agarre inverso.)

NOTA: *El agarre inverso hace trabajar a los bracorradiales, que van desde los codos hasta las muñecas.*

D

- Lentamente levanta las pesas flexionando los brazos y luego bájalas despacio.

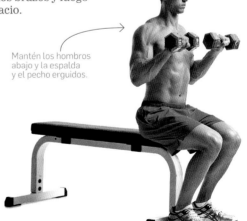

Mantén los hombros abajo y la espalda y el pecho erguidos.

REPETICIONES: De 8 a 12, alternando los agarres con cada curl.

Extensión cruzada de hombros

A

- Túmbate en un banco inclinado y sostén una mancuerna ligera sobre la cabeza con la mano derecha y la palma mirando a la izquierda.
- Pon la mano izquierda en el tríceps derecho como apoyo.

B

- Lentamente dobla el brazo derecho para bajar la pesa al hombro izquierdo, manteniendo la muñeca recta todo el ejercicio. (Quizá tengas que inclinar la cabeza a la derecha para desplazar el brazo.)
- Levanta la pesa de nuevo por encima de la cabeza y repite.

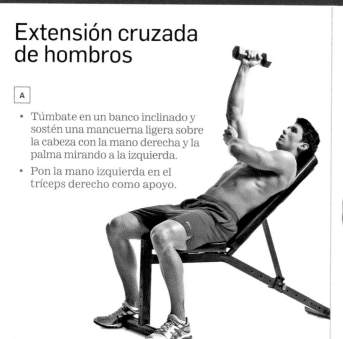

REPETICIONES: 12, y luego cambia de brazo y haz otra serie.

Vuelo con mancuernas de pie

Las pesas deben apuntar a la posición de las 10 y las 2 del reloj en la parte más alta del movimiento.

A

- Colócate de pie sosteniendo un par de mancuernas ligeras delante de los muslos con un agarre neutro (las palmas mirándose entre sí).

B

- Con los brazos rectos, levántalas despacio frente a ti en un ángulo de unos 45 grados respecto a los costados.
- Llévalas hasta la altura de los ojos.
- Bájalas despacio y repite.

REPETICIONES: De 8 a 12.

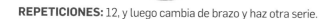

141

Brazos de acero

Además de imponer, unos brazos fuertes pueden ayudar y proteger. Los bíceps te ayudan a cargar fácilmente cualquier cosa, desde las bolsas de la compra hasta los barriles de cerveza. Los tríceps funcionan como amortiguadores para proteger la articulación del codo cuando se requiere fuerza en la parte superior del cuerpo o al parar una caída.

EMPIEZA POR AQUÍ:
Haz los ejercicios como un circuito, pasando de uno a otro sin descanso. Tras acabar un circuito, descansa 60 segundos y luego haz otro circuito más.

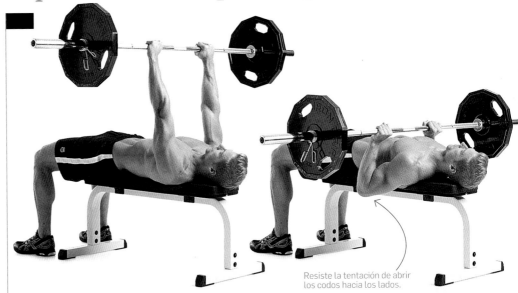

Resiste la tentación de abrir los codos hacia los lados.

Press de banca con agarre estrecho

- Túmbate bocarriba en un banco con los pies planos sobre el suelo. Coge la barra con agarre prono y las manos algo menos separadas a la anchura de tus hombros.

REPETICIONES: De 8 a 12.

- Baja la barra hasta el pecho, llevando los codos cerca de los costados del pecho.
- Levanta la barra de nuevo y repite.

Curl con barra

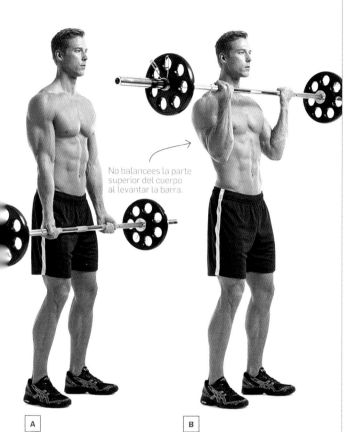

No balancees la parte superior del cuerpo al levantar la barra.

Extensión de tríceps con polea

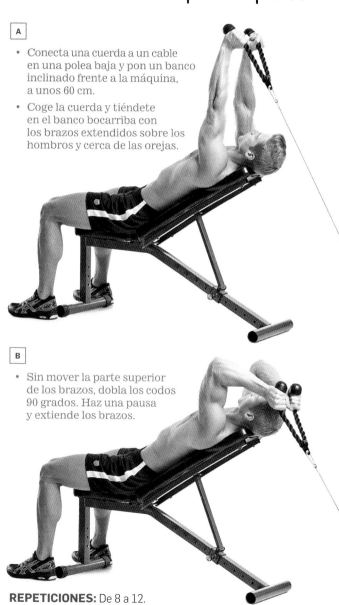

A

- Conecta una cuerda a un cable en una polea baja y pon un banco inclinado frente a la máquina, a unos 60 cm.

- Coge la cuerda y tiéndete en el banco bocarriba con los brazos extendidos sobre los hombros y cerca de las orejas.

B

- Sin mover la parte superior de los brazos, dobla los codos 90 grados. Haz una pausa y extiende los brazos.

A

- Colócate de pie sosteniendo una barra delante de los muslos con un agarre supino y las manos separadas a la anchura de los hombros.

B

- Con la espalda recta y los codos a los lados, levanta despacio la barra con un movimiento semicircular hasta que los bíceps toquen los antebrazos.

- Haz una pausa y baja la barra despacio hasta que esté a 2,5 cm de los muslos. Después repite el movimiento.

REPETICIONES: De 8 a 12.

REPETICIONES: De 8 a 12.

143

Brazos de acero

Curl a un solo brazo con polea

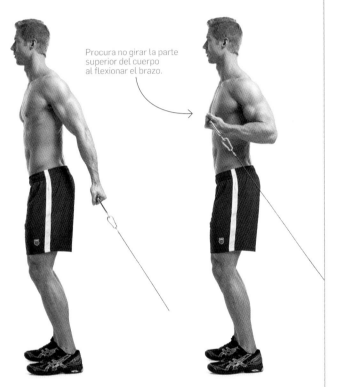

Procura no girar la parte superior del cuerpo al flexionar el brazo.

A

- Colócate de pie de espaldas a la pila de pesas de una máquina de cable y agarra con la mano izquierda el asa de una polea baja.

- Da un paso hacia delante de modo que la mano izquierda quede a pocos centímetros por detrás de ti con el brazo extendido.

B

- Sin mover el codo, levanta el asa hasta que llegue al costado del pecho. Haz una pausa y baja el brazo lentamente.

REPETICIONES: De 8 a 12.

Pulldown y torsión con cuerda

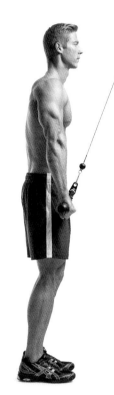

A

- Conecta un asa de cuerda a un cable en una polea alta y agarra cada extremo con una mano. Separa las manos 15-20 cm.

- Con la parte superior de los brazos junto al cuerpo, baja la cuerda hasta que los antebrazos estén paralelos al suelo. Esta es la posición inicial.

B

- Lentamente baja la cuerda hasta que los puños lleguen a los muslos y luego gira las muñecas de modo que las palmas miren hacia fuera.

- Aprieta los tríceps 1 segundo, y después invierte el movimiento para volver a la posición inicial.

REPETICIONES: De 8 a 12.

Curl inverso con pausa

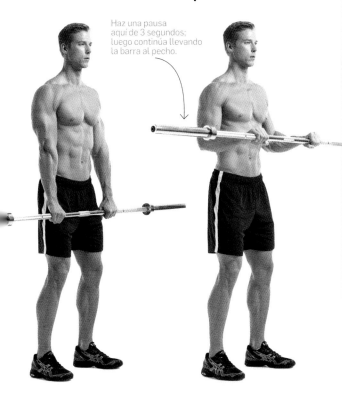

Haz una pausa aquí de 3 segundos; luego continúa llevando la barra al pecho.

A

- Colócate de pie sosteniendo una barra ligera con un agarre prono (las palmas hacia abajo) delante de los muslos.
- Pega los codos a los costados durante todo el ejercicio.

B

- Lentamente, levanta la barra hasta que los antebrazos estén paralelos al suelo. Haz una pausa de 3 segundos y luego sigue hasta el pecho.
- Baja despacio la barra hasta que los antebrazos estén de nuevo paralelos al suelo. Haz otra pausa de 3 segundos y vuelve a la posición inicial.

REPETICIONES: De 8 a 12.

Extensión de tríceps con polea sobre la cabeza

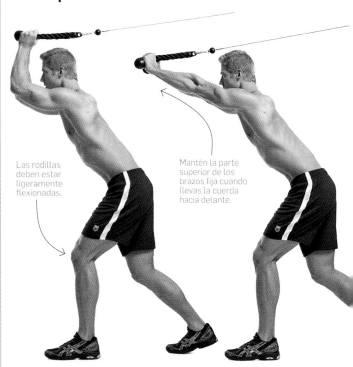

Las rodillas deben estar ligeramente flexionadas.

Mantén la parte superior de los brazos fija cuando llevas la cuerda hacia delante.

A

- Conecta una cuerda a un cable en una polea baja y coge un extremo con cada mano.
- De pie y de espaldas a la máquina, inclínate hacia delante con un pie frente al otro, sosteniendo la cuerda justo encima de la cabeza con los brazos flexionados.

B

- Sin mover la parte superior de los brazos, extiéndelos por delante de ti de modo que trabajen los tríceps.
- Haz una pausa y luego, lentamente, deja que la resistencia atraiga las manos de nuevo por encima de la cabeza.

REPETICIONES: De 8 a 12.

145

Rutinas para definir los deltoides

Los hombros son a menudo la parte más olvidada del cuerpo de un levantador, porque no suele pensarse en ellos como músculos «que lucen», lo cual es un gran error. Unos hombros amplios, bien definidos y fuertes como el acero completan el cuerpo perfecto. Los hombros voluminosos hacen que los brazos parezcan más grandes, la cintura más estrecha y la espalda más ancha, con la típica forma de V. La clave para desarrollar bien los hombros está en ejercitar la parte superior de cada uno de los tres músculos que componen el deltoides: el anterior (frontal), el lateral (medio) y el posterior (trasero). Este entrenamiento desarrollará tus hombros.

7

Es el incremento (en cm) de la amplitud de movimiento de los hombros que se logra tras 5 semanas de entrenamiento con pesas, según un estudio de la Universidad de Dakota del Norte (EE.UU.).

EMPIEZA POR AQUÍ:
El hombro es la articulación más inestable del cuerpo. Protégelo, antes de entrenar, realizando círculos con los brazos durante 60 segundos para calentarlos. Extiende los brazos en T y describe círculos estrechos y amplios en ambas direcciones. Luego haz dos series de cada ejercicio, descansando 30 segundos entre series. Realiza dos series antes de pasar al siguiente ejercicio.

Press de hombros negativo

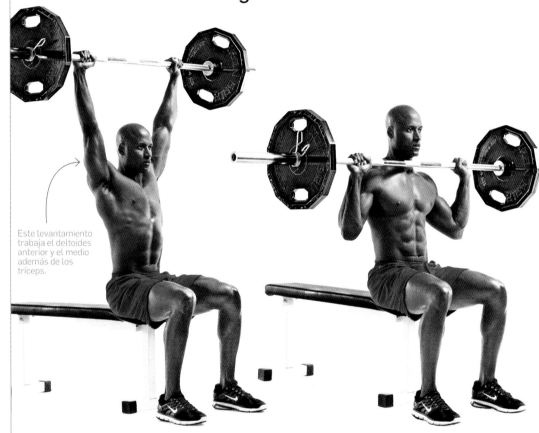

Este levantamiento trabaja el deltoides anterior y el medio además de los tríceps.

A

- Pon un banco delante de un reposabarras. Usa la mitad del peso que puedas levantar 8-10 veces con una posición correcta.
- Agarra la barra con las manos algo más separadas que el ancho de tus hombros y siéntate en el banco. Levanta la pesa por encima de la cabeza.

REPETICIONES: De 8 a 12.

B

- Bájala en 6 segundos hasta que llegue delante del pecho.
- Luego levanta la barra por encima de la cabeza contando hasta tres.

Levantamiento frontal de barra

Este ejercicio trabaja el deltoides anterior.

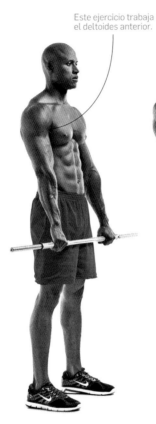

No uses pesas pesadas en este levantamiento; céntrate en realizarlo con una buena forma.

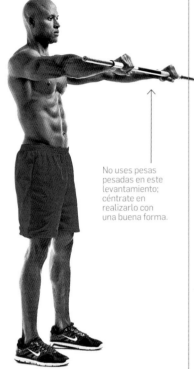

A

- Colócate de pie con los pies separados a la anchura de tus caderas y sostén una barra ligera con las manos separadas a la anchura de tus hombros. Los brazos deben colgar rectos hacia abajo, con las palmas hacia los muslos.

REPETICIONES: De 8 a 12.

B

- Con los brazos estirados, levanta la barra lentamente hasta que los brazos estén paralelos al suelo.

- Haz una pausa y luego baja despacio la barra hasta que las manos rocen los muslos.

Levantamiento lateral sentado

A

- Siéntate en un banco y sostén una mancuerna ligera en cada mano con los brazos a los costados.

Este ejercicio trabaja el deltoides medio.

B

La parte superior del cuerpo debe formar una T.

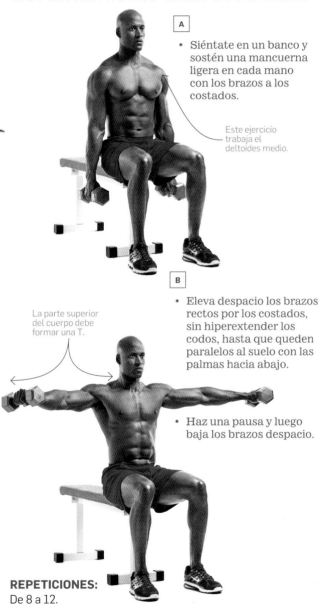

- Eleva despacio los brazos rectos por los costados, sin hiperextender los codos, hasta que queden paralelos al suelo con las palmas hacia abajo.

- Haz una pausa y luego baja los brazos despacio.

REPETICIONES: De 8 a 12.

Levantamiento con polea y tronco inclinado

A

- Colócate de pie en el centro de una estación de poleas, cruzando las manos delante de ti y con el torso inclinado.
- Agarra el asa de la polea baja de la izquierda con la mano derecha y la de la derecha con la mano izquierda.

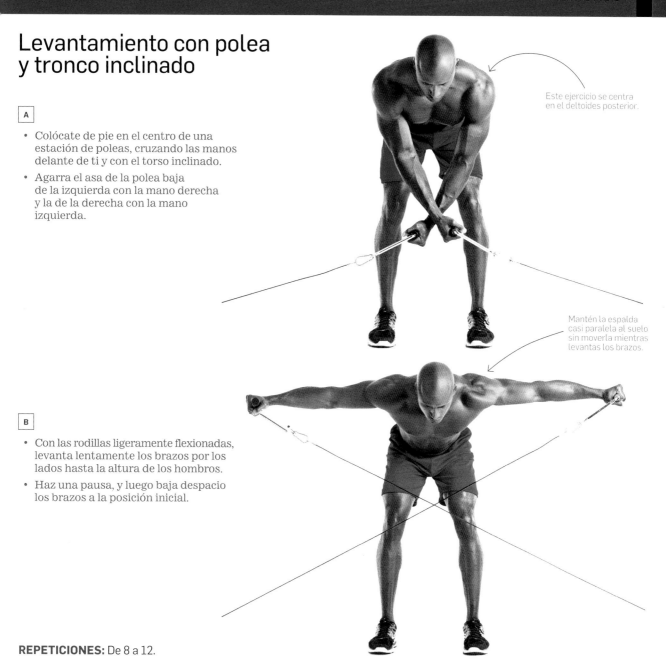

Este ejercicio se centra en el deltoides posterior.

Mantén la espalda casi paralela al suelo sin moverla mientras levantas los brazos.

B

- Con las rodillas ligeramente flexionadas, levanta lentamente los brazos por los lados hasta la altura de los hombros.
- Haz una pausa, y luego baja despacio los brazos a la posición inicial.

REPETICIONES: De 8 a 12.

149

Combos de hombros y brazos 1

Unos brazos y unos hombros fuertes son esenciales para desarrollar los músculos largos de la espalda y el pecho, pues una cadena solo soporta lo que resiste su eslabón más débil. El resto de este capítulo contiene tres entrenamientos diferentes con levantamientos combinados para reforzar y estabilizar toda la cadena.

EMPIEZA POR AQUÍ:
Haz tres series de cada ejercicio, descansando 60 segundos después de cada una. Haz todas las series antes de pasar al siguiente levantamiento.

Press en V sentado

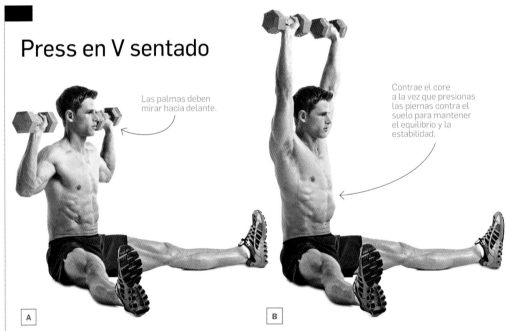

Las palmas deben mirar hacia delante.

Contrae el core a la vez que presionas las piernas contra el suelo para mantener el equilibrio y la estabilidad.

A

- Siéntate en el suelo con las piernas abiertas en V y sostén un par de mancuernas sobre los hombros.
- Aprieta los glúteos y presiona los isquiotibiales y gemelos contra el suelo.

REPETICIONES: 12.

B

- Manteniendo el pecho erguido y los antebrazos perpendiculares al suelo, levanta las pesas hasta que los brazos estén extendidos. Haz una pausa y luego baja despacio los brazos.

Press militar con barra olímpica

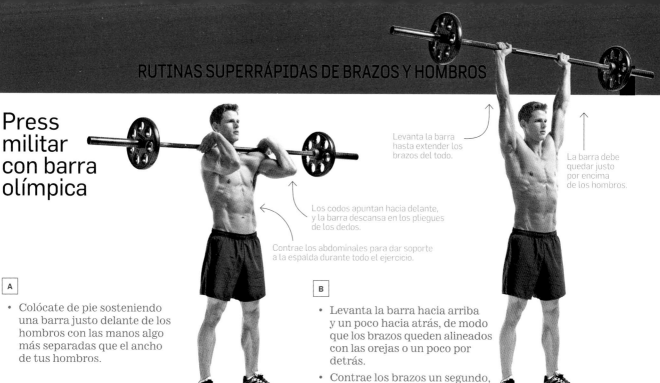

Levanta la barra hasta extender los brazos del todo.

La barra debe quedar justo por encima de los hombros.

Los codos apuntan hacia delante, y la barra descansa en los pliegues de los dedos.

Contrae los abdominales para dar soporte a la espalda durante todo el ejercicio.

A

- Colócate de pie sosteniendo una barra justo delante de los hombros con las manos algo más separadas que el ancho de tus hombros.

REPETICIONES: 12.

B

- Levanta la barra hacia arriba y un poco hacia atrás, de modo que los brazos queden alineados con las orejas o un poco por detrás.
- Contrae los brazos un segundo, y luego baja despacio la barra a la posición inicial.

Levantamiento lateral a una pierna

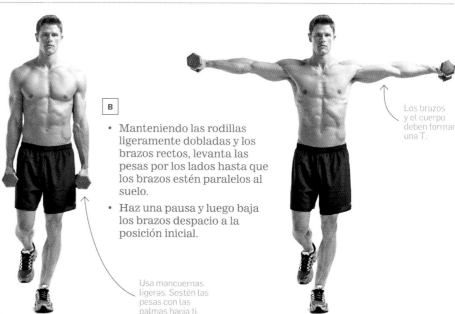

A

- Colócate de pie sobre una pierna y sostén un par de mancuernas ligeras a los costados, con las palmas hacia ti.

TRUCO: *Para mantener el equilibrio sobre una sola pierna, fija la vista en un objeto lejano.*

REPETICIONES: 6 con cada pierna.

B

- Manteniendo las rodillas ligeramente dobladas y los brazos rectos, levanta las pesas por los lados hasta que los brazos estén paralelos al suelo.
- Haz una pausa y luego baja los brazos despacio a la posición inicial.

Los brazos y el cuerpo deben formar una T.

Usa mancuernas ligeras. Sostén las pesas con las palmas hacia ti.

EMPIEZA POR AQUÍ: Haz dos series de cada movimiento antes de pasar al siguiente ejercicio. Descansa 60 segundos entre series.

Press de hombros con mancuernas

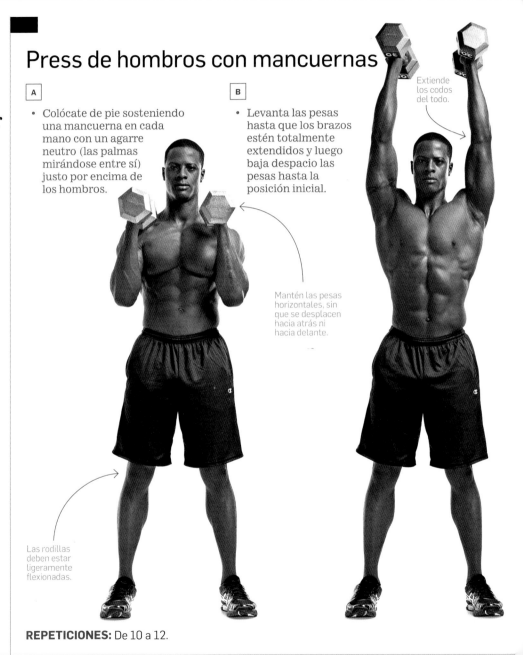

A

- Colócate de pie sosteniendo una mancuerna en cada mano con un agarre neutro (las palmas mirándose entre sí) justo por encima de los hombros.

B

- Levanta las pesas hasta que los brazos estén totalmente extendidos y luego baja despacio las pesas hasta la posición inicial.

Extiende los codos del todo.

Mantén las pesas horizontales, sin que se desplacen hacia atrás ni hacia delante.

Las rodillas deben estar ligeramente flexionadas.

REPETICIONES: De 10 a 12.

Levantamiento frontal con mancuernas

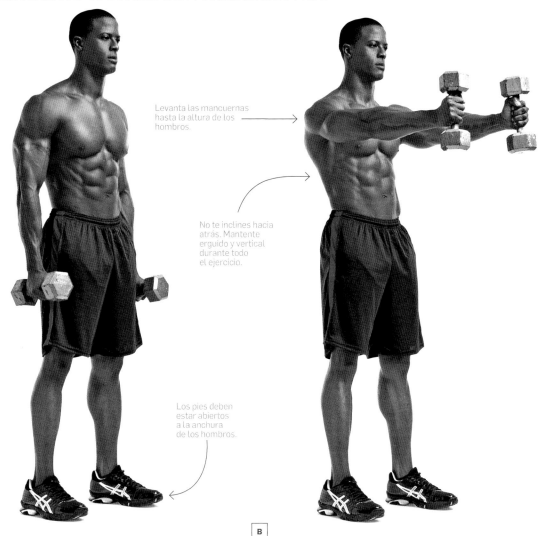

Levanta las mancuernas hasta la altura de los hombros.

No te inclines hacia atrás. Mantente erguido y vertical durante todo el ejercicio.

Los pies deben estar abiertos a la anchura de los hombros.

A

- Colócate de pie sosteniendo un par de mancuernas ligeras con los brazos colgando y un agarre neutro.

REPETICIONES: De 10 a 12.

B

- Manteniendo los brazos rectos, levanta lentamente las pesas delante de ti hasta que los brazos estén paralelos al suelo.
- Haz una pausa y luego baja las pesas despacio.

Vuelo inverso con polea

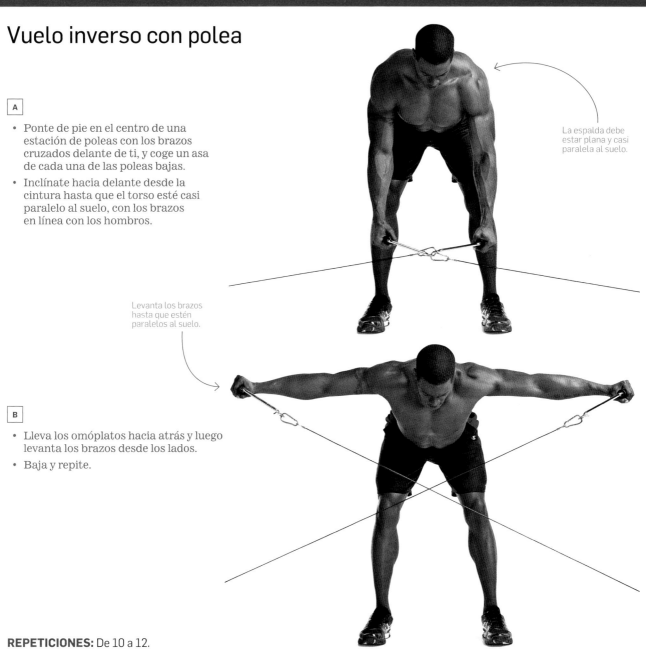

A

- Ponte de pie en el centro de una estación de poleas con los brazos cruzados delante de ti, y coge un asa de cada una de las poleas bajas.
- Inclínate hacia delante desde la cintura hasta que el torso esté casi paralelo al suelo, con los brazos en línea con los hombros.

La espalda debe estar plana y casi paralela al suelo.

Levanta los brazos hasta que estén paralelos al suelo.

B

- Lleva los omóplatos hacia atrás y luego levanta los brazos desde los lados.
- Baja y repite.

REPETICIONES: De 10 a 12.

Press cubano con mancuernas

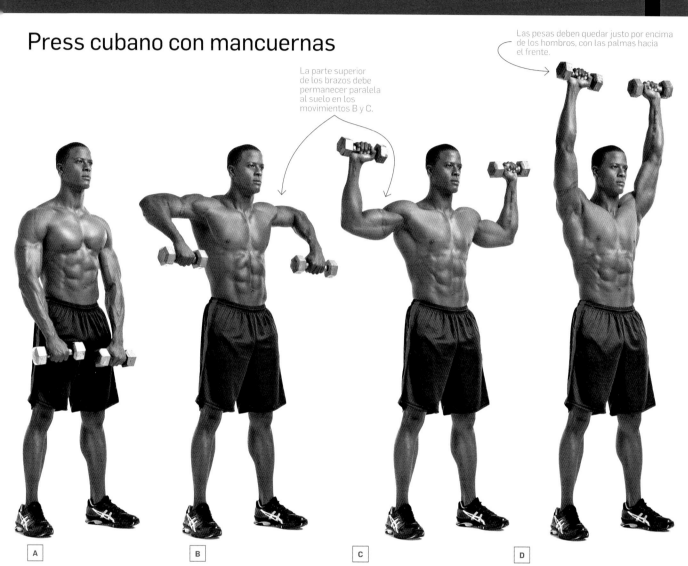

La parte superior de los brazos debe permanecer paralela al suelo en los movimientos B y C.

Las pesas deben quedar justo por encima de los hombros, con las palmas hacia el frente.

A

- Colócate de pie y sostén un par de mancuernas ligeras delante de los muslos con agarre prono.

REPETICIONES: De 10 a 12.

B

- Levanta las pesas por delante del cuerpo y cerca del torso, doblando los codos, hasta que la parte superior de los brazos esté paralela al suelo.

C

- Sin mover la parte superior de los brazos ni los codos, rota los antebrazos hasta que apunten hacia arriba.

D

- Levanta las pesas por encima de la cabeza.
- Invierte el movimiento lentamente para volver a la posición inicial.

155

Realiza dos series de cada ejercicio antes de pasar al siguiente levantamiento. Descansa 60-90 segundos entre series.

Tracción de hombros sentado

- Siéntate en una máquina de remo sosteniendo con las dos manos un asa en forma de barra recta.
- Mantén los brazos rectos e inclínate hacia atrás hasta que la espalda esté perpendicular al suelo.

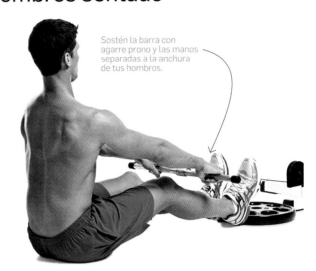

Sostén la barra con agarre prono y las manos separadas a la anchura de tus hombros.

- Sin flexionar los codos para traer la barra hacia ti, lleva lentamente los omóplatos hacia atrás tanto como puedas.
- Haz una pausa y deja que los brazos vuelvan hacia delante.

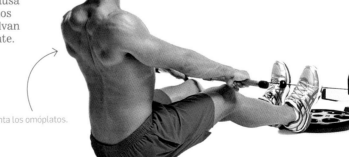

Junta los omóplatos.

REPETICIONES: De 8 a 12.

Elevación en L en banco inclinado

A

- Tiéndete bocabajo en un banco inclinado con un ángulo de 45 grados y sostén una mancuerna ligera en cada mano con agarre prono.

Los brazos deben colgar estirados, con las palmas hacia los pies.

Los codos deben apuntar hacia los lados, flexionados en un ángulo de 90 grados.

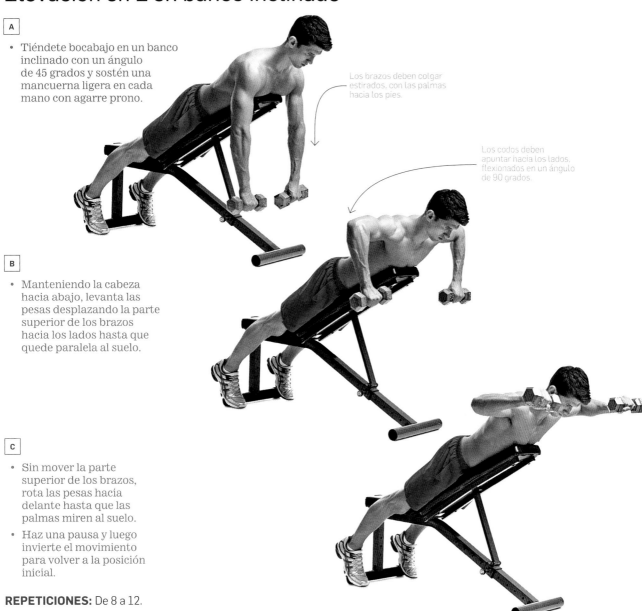

B

- Manteniendo la cabeza hacia abajo, levanta las pesas desplazando la parte superior de los brazos hacia los lados hasta que quede paralela al suelo.

C

- Sin mover la parte superior de los brazos, rota las pesas hacia delante hasta que las palmas miren al suelo.
- Haz una pausa y luego invierte el movimiento para volver a la posición inicial.

REPETICIONES: De 8 a 12.

Complejo Javorek

NOTA: *Esta serie se basa en la filosofía de entrenamiento breve de Istvan Javorek, «El rey de las mancuernas», un ex entrenador olímpico rumano y actual entrenador en la Universidad de Texas A&M (EE.UU.).*

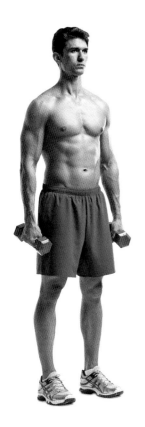

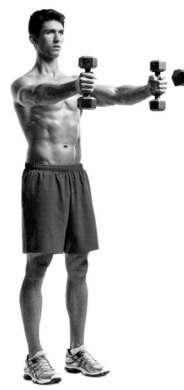

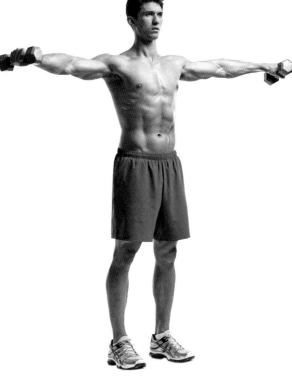

A

- Colócate de pie sosteniendo un par de mancuernas con los brazos a los costados y las palmas mirándose entre sí.

B

- Levanta los brazos delante de ti hasta que estén paralelos al suelo.
- Baja las pesas y repite lo mismo hasta un total de 6 repeticiones.

C

- Ahora levanta los brazos por los lados hasta que estén paralelos al suelo y luego bájalos. Completa de nuevo 6 repeticiones.

REPETICIONES: 6 de cada movimiento y un total de 30.

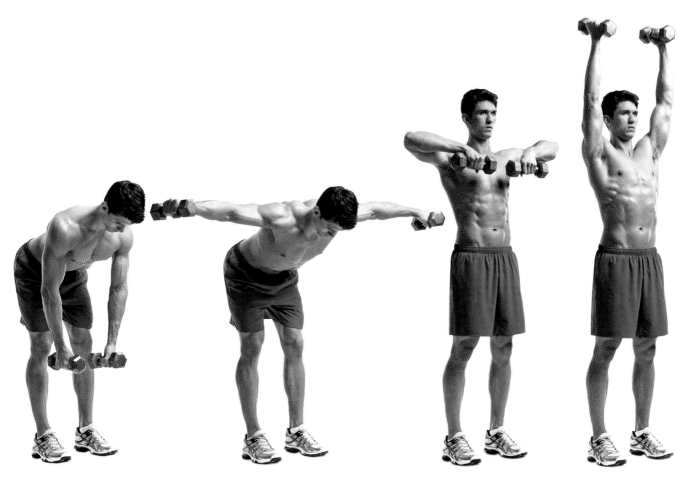

D

- Luego inclínate hacia delante por la cintura hasta que el torso esté casi paralelo al suelo.

E

- Levanta los brazos por los lados, bájalos y repite hasta un total de 6 veces.

F

- Enderézate y pon las manos delante de los muslos, con las palmas hacia ti.
- Levanta las pesas hasta que casi lleguen a la barbilla.
- Baja y repite hasta 6 veces.

G

- Por último, gira las palmas de modo que se miren entre sí, levanta las pesas en un curl hasta los hombros y luego extiende los brazos hacia arriba.
- Invierte el movimiento y repite hasta 6 veces.

Rutinas de pecho y espalda superrápidas

Cuando desarrollas y fortaleces el pecho y la espalda logras que los hombros y los tríceps ganen volumen y la parte superior del cuerpo se ensanche. Además, la cintura se ve más estrecha, con lo que el torso adquiere la clásica forma de V. Aunque te relajes con la dieta, si trabajas la parte superior, crearás la ilusión de una zona media más delgada. También ayudarás a quemar grasa abdominal ya que cuanto mayor es la masa muscular, más calorías se queman en reposo. Además, conseguirás incrementar tu potencia en algunos movimientos específicos de algunos deportes: le darás más fuerte a la pelota de tenis, te resultará más sencillo marcar al contrario en un partido de básquet y, si juegas a rugby, te desharás más fácilmente del rival. Estos ejercicios mejorarán tu postura ya que al desarrollar la espalda, equilibras los músculos pectorales y así los hombros se mantienen hacia atrás permitiéndote estar más erguido.

Empieza por lo básico...

Hay dos maneras de desarrollar unos músculos increíbles en pecho y espalda. El método clásico es aislar los pectorales, trapecios y dorsales anchos, y minimizar la participación de otros músculos. Otro plan más inteligente para ganar fuerza y potencia es usar ejercicios combinados para obligar a trabajar juntos al pecho, los hombros, la espalda y otros músculos de la parte alta del cuerpo.

Aquí se incluyen ejercicios que aíslan los músculos del pecho y la espalda, para el volumen, y otros que integran los hombros, tríceps y bíceps, para la fuerza. Procura alternar las rutinas cada semana y descubre cuáles te funcionan mejor. Haz las series y repeticiones indicadas con un peso que apenas puedas levantar con una forma correcta en la última repetición.

Encuéntralo rápido: Tu circuito de 15 minutos para un torso en V

PÓNTELO MÁS DIFÍCIL

¿Quieres que tus flexiones supongan un reto mayor? Hazlas sobre un fitball. Pon las manos separadas a la anchura de tus hombros sobre la pelota. Colócate en la posición de plancha con la punta de los pies en el suelo y la espalda recta. Al intentar mantener el equilibrio para bajar el pecho hacia la pelota y luego subir, participan en el movimiento más fibras que en las flexiones normales.

Rutina para sacar pecho 1

El mejor programa para sacar pecho se basa en la versatilidad de los músculos de la zona superior del cuerpo para trabajar los pectorales y otros músculos asociados desde cualquier ángulo y rango de repeticiones. Así ganarás un volumen en la espalda, los hombros, los brazos y el pecho que nunca lograrías con un plan tenaz de press de banca.

EMPIEZA POR AQUÍ: Haz una serie de estos ejercicios como un circuito sin descansar entre los movimientos. Tras la última repetición, tómate 60 segundos para recuperarte. Luego repite el circuito una vez más.

Fondos en paralelas

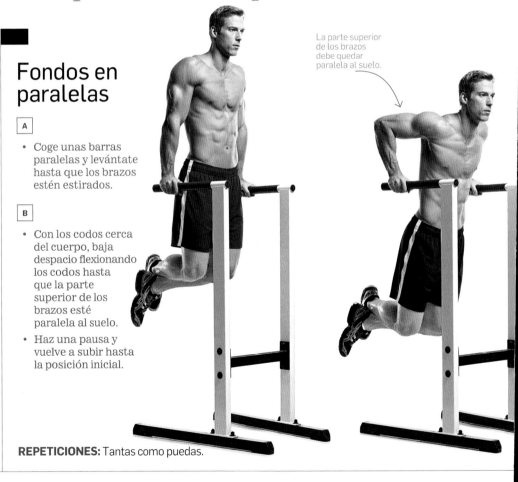

La parte superior de los brazos debe quedar paralela al suelo.

A
- Coge unas barras paralelas y levántate hasta que los brazos estén estirados.

B
- Con los codos cerca del cuerpo, baja despacio flexionando los codos hasta que la parte superior de los brazos esté paralela al suelo.
- Haz una pausa y vuelve a subir hasta la posición inicial.

REPETICIONES: Tantas como puedas.

Press de banca con barra

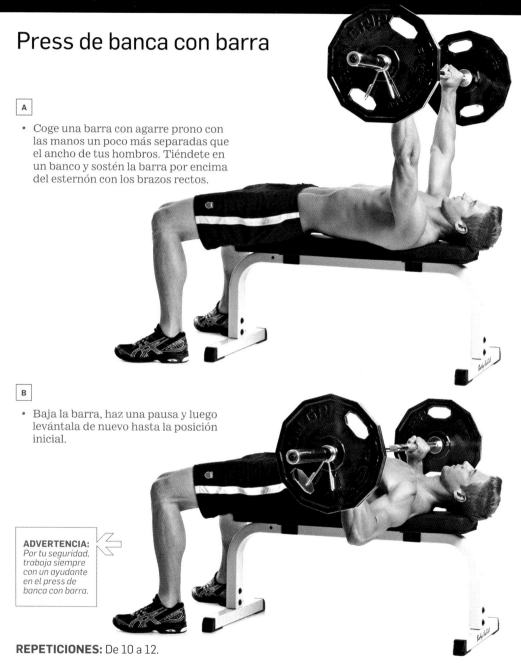

A

- Coge una barra con agarre prono con las manos un poco más separadas que el ancho de tus hombros. Tiéndete en un banco y sostén la barra por encima del esternón con los brazos rectos.

B

- Baja la barra, haz una pausa y luego levántala de nuevo hasta la posición inicial.

ADVERTENCIA: *Por tu seguridad, trabaja siempre con un ayudante en el press de banca con barra.*

REPETICIONES: De 10 a 12.

MEJORA TU PRESS DE BANCA

Justo antes de levantar la barra del rack, aprieta el metal como si quisieras aplastarlo con las manos. «Esto te "bloqueará" proximalmente, es decir, el centro de tu cuerpo se activará por reflejo, dando más estabilidad a tu tronco», dice Eric Cressey, CSCS y entrenador de fuerza y acondicionamiento de atletas profesionales en Boston (EE.UU.). Además, te ayudará a levantar más peso. Mantén la contracción durante toda la serie.

163

Rutina para sacar pecho 1

Vuelo con mancuerna en banco inclinado

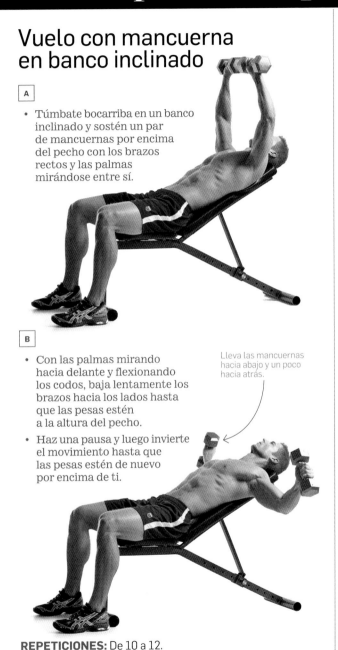

A

- Túmbate bocarriba en un banco inclinado y sostén un par de mancuernas por encima del pecho con los brazos rectos y las palmas mirándose entre sí.

B

- Con las palmas mirando hacia delante y flexionando los codos, baja lentamente los brazos hacia los lados hasta que las pesas estén a la altura del pecho.

- Haz una pausa y luego invierte el movimiento hasta que las pesas estén de nuevo por encima de ti.

Lleva las mancuernas hacia abajo y un poco hacia atrás.

REPETICIONES: De 10 a 12.

Rotación externa sentado a un solo brazo

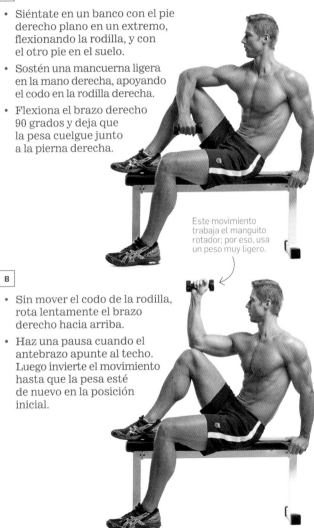

A

- Siéntate en un banco con el pie derecho plano en un extremo, flexionando la rodilla, y con el otro pie en el suelo.

- Sostén una mancuerna ligera en la mano derecha, apoyando el codo en la rodilla derecha.

- Flexiona el brazo derecho 90 grados y deja que la pesa cuelgue junto a la pierna derecha.

Este movimiento trabaja el manguito rotador; por eso, usa un peso muy ligero.

B

- Sin mover el codo de la rodilla, rota lentamente el brazo derecho hacia arriba.

- Haz una pausa cuando el antebrazo apunte al techo. Luego invierte el movimiento hasta que la pesa esté de nuevo en la posición inicial.

REPETICIONES: De 10 a 12; luego repite con el brazo izquierdo.

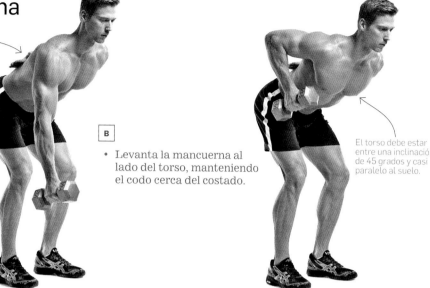

Remo con mancuerna a un solo brazo

Pon la mano libre detrás de la espalda, con la palma hacia arriba.

A

- Coge una mancuerna con la mano derecha con un agarre neutro (la palma hacia dentro).
- Flexiona las caderas y rodillas y baja el torso.
- Deja que la mancuerna cuelgue desde el hombro.

B

- Levanta la mancuerna al lado del torso, manteniendo el codo cerca del costado.

El torso debe estar entre una inclinación de 45 grados y casi paralelo al suelo.

REPETICIONES: 15 con cada brazo.

Flexiones lastradas

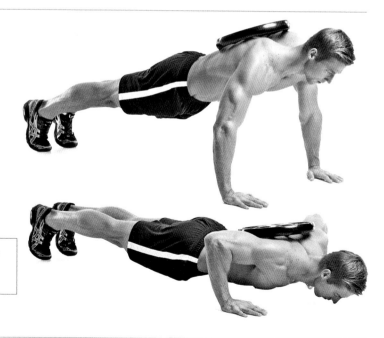

A

- Ponte en la posición normal de flexiones, con las manos debajo de los hombros.
- Pide a un compañero que te ponga una pesa de disco en la espalda, entre los omóplatos.

B

- Con el cuerpo recto, baja flexionado los codos hasta que el pecho casi toque el suelo.
- Haz una pausa y luego sube.

> **TRUCO:** Puedes usar, en vez de una pesa de disco, un saco de arena, pero también tendrá que ayudarte alguien. O puedes incrementar la cantidad de peso que levantas llevando un chaleco lastrado.

REPETICIONES: De 10 a 12.

Rutina para sacar pecho 2

Press de banca con mancuerna a un solo brazo

A

- Túmbate de espaldas en un banco con una mancuerna pesada en una mano a un lado del pecho y la palma hacia dentro.
- Apoya el otro brazo en el banco o extiéndelo lateralmente para equilibrarte.

B

- Levanta la pesa hasta extender el brazo por encima del pecho.
- Haz una pausa y luego baja la pesa despacio hasta la posición inicial.

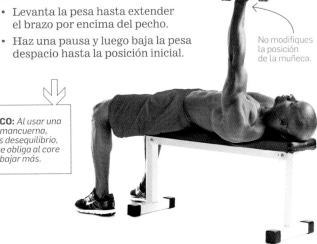

No modifiques la posición de la muñeca.

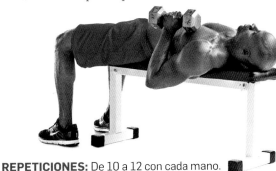

TRUCO: Al usar una sola mancuerna, creas desequilibrio, lo que obliga al core a trabajar más.

REPETICIONES: De 10 a 12 con cada mano.

Rotación externa lateral a un solo brazo

A

- Túmbate sobre el lado izquierdo con el brazo izquierdo plegado y la cabeza sobre la mano izquierda.
- Sostén una pesa ligera en la mano derecha, con el codo flexionado 90 grados y la parte superior del brazo pegada al costado. Deja que la pesa cuelgue frente a la cintura.

B

- Sin mover la parte alta del brazo, rota lentamente el antebrazo hasta que apunte hacia el techo.
- Vuelve a la posición inicial.

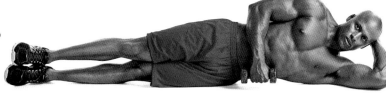

Usa una mancuerna muy ligera; 0,5-2,5 kilos serán suficientes para trabajar los músculos del manguito rotador.

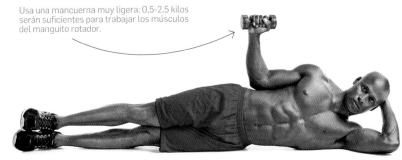

REPETICIONES: De 10 a 12 con cada brazo.

Press en banco inclinado con mancuernas

A

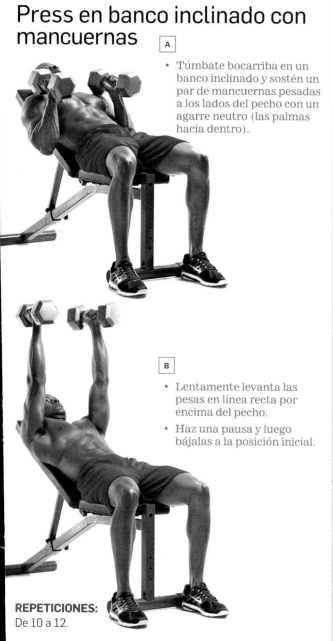

- Túmbate bocarriba en un banco inclinado y sostén un par de mancuernas pesadas a los lados del pecho con un agarre neutro (las palmas hacia dentro).

B

- Lentamente levanta las pesas en línea recta por encima del pecho.
- Haz una pausa y luego bájalas a la posición inicial.

REPETICIONES:
De 10 a 12.

Vuelo con polea tumbado

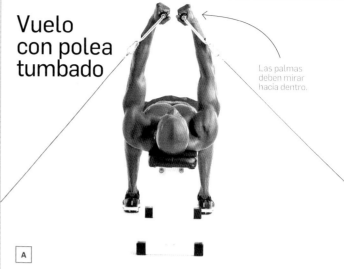

Las palmas deben mirar hacia dentro.

A

- Coloca un banco de ejercicios en el centro de una estación de poleas. Conecta unas asas tipo estribo a los cables de las poleas bajas y crúzalos.
- Coge un asa con cada mano y tiéndete bocarriba en el banco con los pies planos sobre el suelo.
- Sitúa los brazos rectos por encima del pecho, con las palmas enfrentadas.

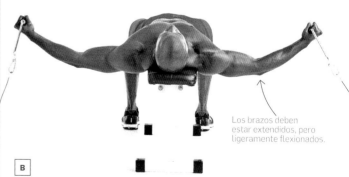

Los brazos deben estar extendidos, pero ligeramente flexionados.

B

- Con los codos ligeramente flexionados, baja las manos hacia los lados describiendo un arco y luego invierte el movimiento para volver a la posición inicial.

REPETICIONES: De 10 a 12.

167

Fondos

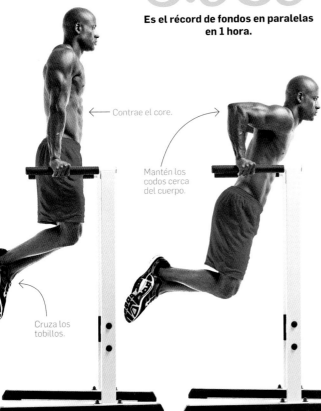

3.989

Es el récord de fondos en paralelas en 1 hora.

Contrae el core.

Mantén los codos cerca del cuerpo.

Cruza los tobillos.

Dominadas

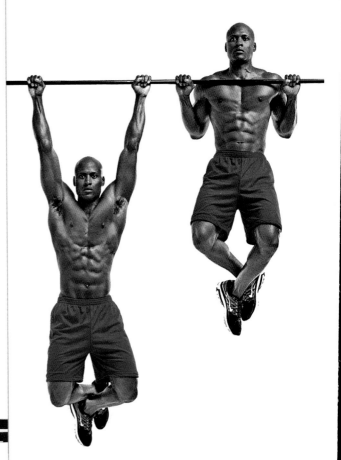

A

- Coge las barras de un aparato de fondos y levántate hasta que los brazos estén totalmente rectos.

REPETICIONES:
Tantas como puedas.

B

- Baja despacio flexionando los codos hasta que la parte superior de los brazos quede justo por debajo de los codos.
- Haz una pausa y luego sube hasta la posición inicial.

A

- Cuélgate de una barra de dominadas con las manos en agarre prono separadas a la anchura de tus hombros y los brazos extendidos.

REPETICIONES: Tantas como puedas.

B

- Lleva el pecho hasta la barra.
- Haz una pausa.
- Baja a la posición inicial y repite.

Extensión de tríceps por encima de la cabeza

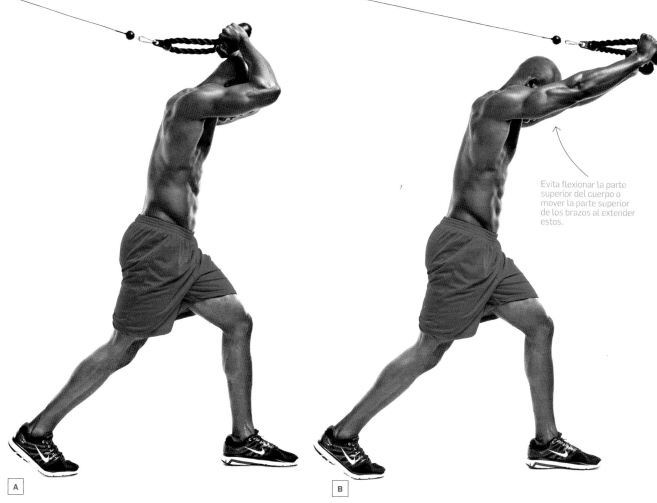

Evita flexionar la parte superior del cuerpo o mover la parte superior de los brazos al extender estos.

A

- Conecta una cuerda a la polea alta de una máquina de cable y ponte de espaldas a ella.
- Agarra un extremo de la cuerda con cada mano y adelanta una pierna.

REPETICIONES: De 10 a 12.

B

- Sin mover la parte superior de los brazos, empuja con los antebrazos hacia delante, haz una pausa y vuelve a la posición inicial.

169

Rutina intensiva para la espalda

A diferencia del pecho, la espalda no está compuesta por un solo grupo muscular importante, sino por muchos. De hecho, alberga un complejo sistema de músculos desde los dorsales hasta los manguitos rotadores y los trapecios superiores, medios e inferiores, cada uno de ellos con una serie de funciones. Por eso, esculpir un torso en forma de V no se logra solo a base de ejercicios para los dorsales, como los pulldowns. Necesitas ejercicios específicos que se enfoquen en los músculos a menudo olvidados. Sabrás cuáles son porque al día siguiente te dolerán.

455

Es el máximo peso en kilos que se ha levantado en un press de banca.

EMPIEZA POR AQUÍ:

Haz los ejercicios en el orden que se muestra usando las pesas más pesadas con las que puedas completar el número de repeticiones indicadas. No descanses entre los ejercicios. Tras el último movimiento, tómate 60 segundos para recuperarte. Realiza el circuito dos veces en total.

Rotación de tórax

A

- Arrodíllate y pon la mano derecha detrás de la cabeza, apuntando con el codo hacia el lado.
- Contrae el core y rota el hombro derecho hacia el brazo izquierdo.

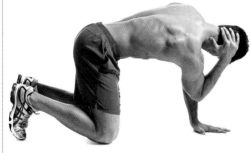

B

- Sigue el codo con la mirada al invertir el movimiento hasta que el codo derecho apunte hacia el techo. Esto es 1 repetición.

REPETICIONES: 20 con cada brazo.

Press de banca con mancuernas

A

- Tiéndete de espaldas en un banco sosteniendo una mancuerna en cada mano a los lados del pecho, con las palmas hacia dentro.

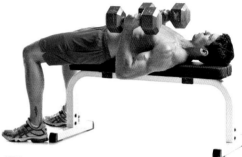

B

- Levanta las pesas hasta extender los brazos por encima del pecho.
- Haz una pausa y luego baja las pesas despacio hasta la posición inicial.

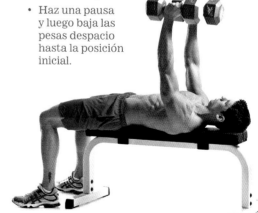

REPETICIONES: De 10 a 12.

171

Rack Pull

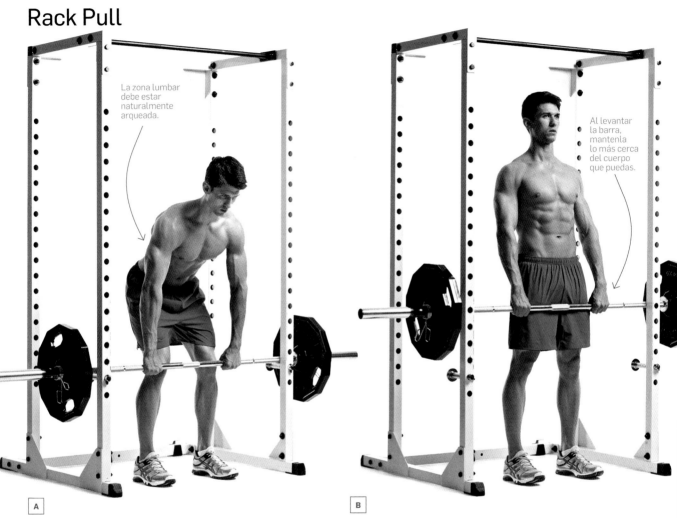

La zona lumbar debe estar naturalmente arqueada.

Al levantar la barra, mantenla lo más cerca del cuerpo que puedas.

A

B

- Coloca una barra a la altura de las rodillas en un reposabarras.
- Agáchate un poco echando las caderas hacia atrás y flexionando ligeramente las rodillas hacia la barra.
- Inclínate para coger la barra con agarre prono, separando las manos un poco más que las piernas.

REPETICIONES: De 10 a 12.

- Levántate empujando con las caderas hacia delante.

TRUCO: *Empieza sin pesas, hasta que el ejercicio te resulte natural, y luego comienza a añadir peso. Cuando el ejercicio se vuelva fácil desde el reposabarras, levanta la barra desde el suelo de la misma forma.*

Remo con mancuernas en dos partes

Encoge los hombros para juntar los omóplatos y haz una pausa.

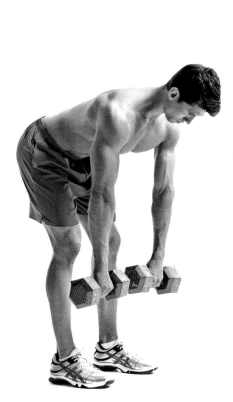

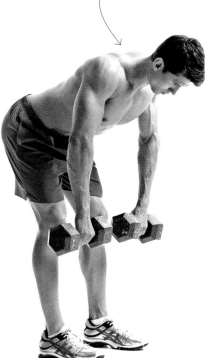

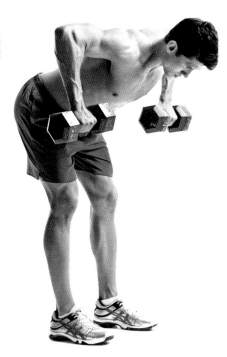

A

- Coge un par de mancuernas, flexiónate por las caderas y rodillas y baja el torso hasta que quede casi paralelo al suelo.
- Deja que las pesas cuelguen con los brazos estirados y las palmas mirando hacia ti.

REPETICIONES: De 10 a 12.

B

- Encoge los hombros para juntar los omóplatos. Mantén la posición contando hasta 2 antes de levantar las pesas.

C

- Flexiona los codos y llévalos a los costados para levantar las pesas a los lados del torso. Mantén los omóplatos contraídos hacia la columna.
- Baja las pesas a la posición inicial y repite.

Rutina intensiva para la espalda

Dominadas colgado

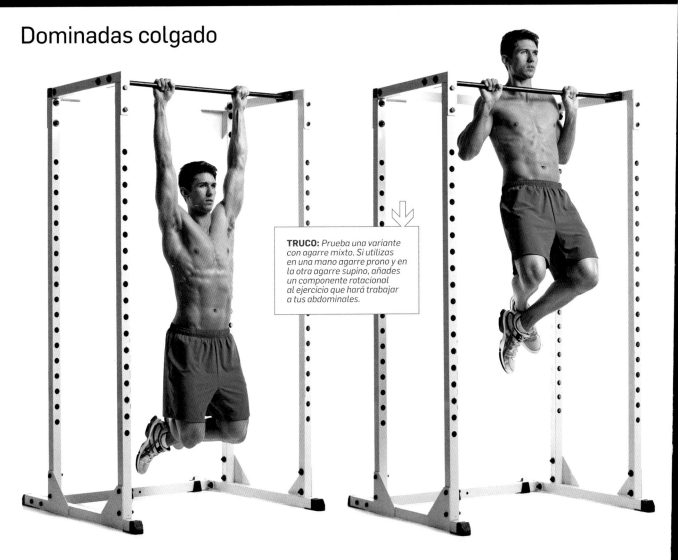

TRUCO: *Prueba una variante con agarre mixto. Si utilizas en una mano agarre prono y en la otra agarre supino, añades un componente rotacional al ejercicio que hará trabajar a tus abdominales.*

- Cuélgate de una barra de dominadas con agarre prono y las manos separadas a la misma distancia que en el press de banca.

REPETICIONES: 5.

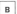

- Acerca tu pecho hacia la barra y mantente arriba 10-20 segundos.
- Cuando puedas hacer más de 5 repeticiones, añade resistencia con un chaleco lastrado o sosteniendo una mancuerna entre los pies.

Press de hombro alterno con mancuernas

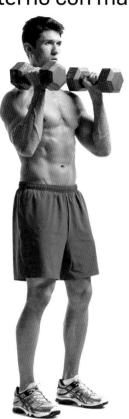

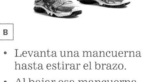

A

- Sostén dos mancuernas frente a los hombros con los brazos doblados y las palmas mirándose entre sí.
- Separa los pies a la anchura de los hombros y flexiona las rodillas ligeramente.

B

- Levanta una mancuerna hasta estirar el brazo.
- Al bajar esa mancuerna, levanta la otra de manera alterna. Esto es 1 repetición.

REPETICIONES: De 10 a 12.

Levantamiento con polea en diagonal

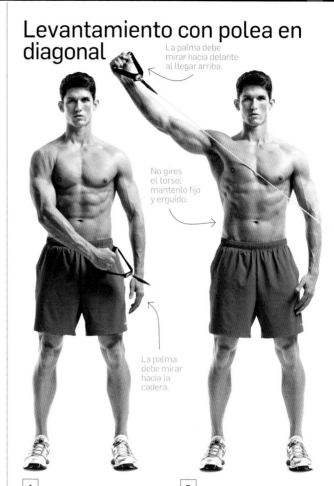

La palma debe mirar hacia delante al llegar arriba.

No gires el torso; mantenlo fijo y erguido.

La palma debe mirar hacia la cadera.

A

- Conecta un asa a la polea baja de una estación de poleas.
- Colócate a la derecha de la polea. Coge el asa con la mano derecha delante de la cadera izquierda y dobla el codo ligeramente.

B

- Lleva el asa hacia arriba en diagonal hasta que la mano quede por encima de la cabeza y el pulgar apunte hacia arriba.
- Vuelve a la posición inicial y repite.

REPETICIONES: De 10 a 12 con cada brazo.

Fuerte y blindado

Esta rutina está diseñada para mejorar la resistencia así como la fuerza de tus músculos estabilizadores. Trabajarás los músculos estabilizadores laterales, esenciales para sostener la columna, y los extensores de la zona media y baja de la espalda. Así se te verá más alto y erguido y contarás con una estructura fuerte para levantar pesos más pesados.

EMPIEZA POR AQUÍ: Haz estos ejercicios como un circuito, sin descansar entre los movimientos. Recupérate 60 segundos y luego repite el circuito dos veces más.

Gato-camello

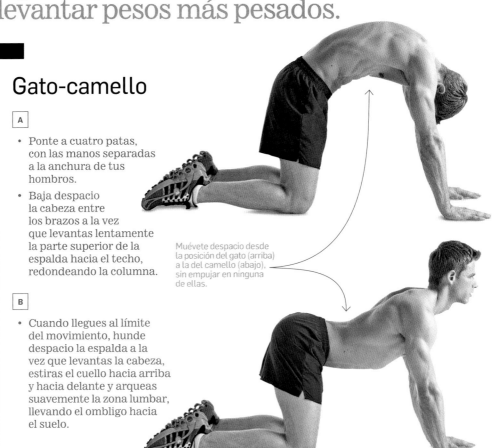

A

- Ponte a cuatro patas, con las manos separadas a la anchura de tus hombros.
- Baja despacio la cabeza entre los brazos a la vez que levantas lentamente la parte superior de la espalda hacia el techo, redondeando la columna.

Muévete despacio desde la posición del gato (arriba) a la del camello (abajo), sin empujar en ninguna de ellas.

B

- Cuando llegues al límite del movimiento, hunde despacio la espalda a la vez que levantas la cabeza, estiras el cuello hacia arriba y hacia delante y arqueas suavemente la zona lumbar, llevando el ombligo hacia el suelo.

REPETICIONES: De 5 a 8.

Abdominales con una pierna estirada

A

- Túmbate bocarriba en el suelo con la pierna izquierda estirada. La rodilla derecha debe estar flexionada y el pie derecho plano.
- Pon las palmas en el suelo bajo el arco natural de la zona lumbar.

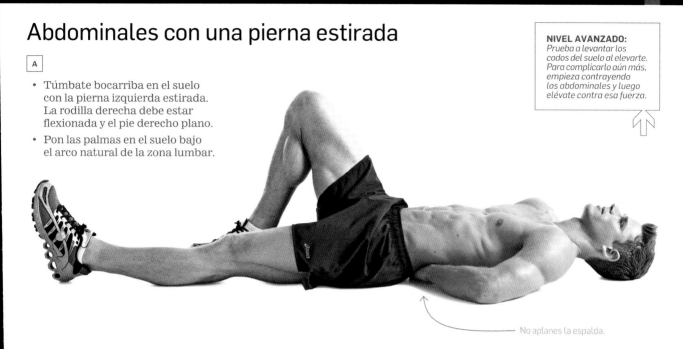

No aplanes la espalda.

B

- Lentamente, levanta la cabeza y los hombros del suelo sin flexionar la zona lumbar ni la columna.
- Mantén esta posición 7-8 segundos, respirando profundamente todo el tiempo. Esto es 1 repetición.

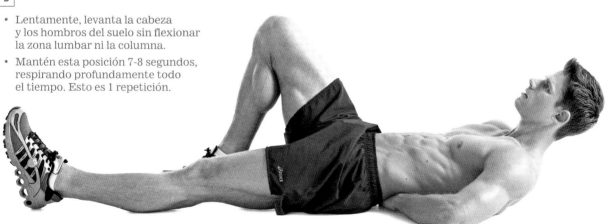

REPETICIONES: 4; luego cambia las piernas y haz 4 más.

Puente lateral

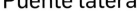

- Túmbate sobre el costado izquierdo con las piernas rectas y la parte superior del cuerpo apoyada en el codo y el antebrazo izquierdos.

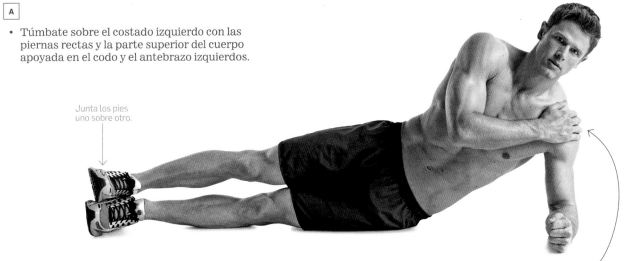

Junta los pies uno sobre otro.

Pon la mano derecha sobre el hombro izquierdo o sobre la cadera derecha.

- Contrae el core y levanta las caderas hasta que el cuerpo forme una línea recta desde los tobillos hasta los hombros.

- Mantén esta posición 7-8 segundos, respirando profundamente todo el tiempo. Esto es 1 repetición.

La cabeza debe estar alineada con el cuerpo, que forma una línea recta desde los tobillos hasta los hombros.

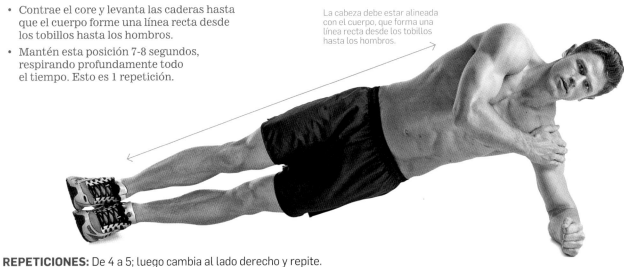

REPETICIONES: De 4 a 5; luego cambia al lado derecho y repite.

Pájaro-perro

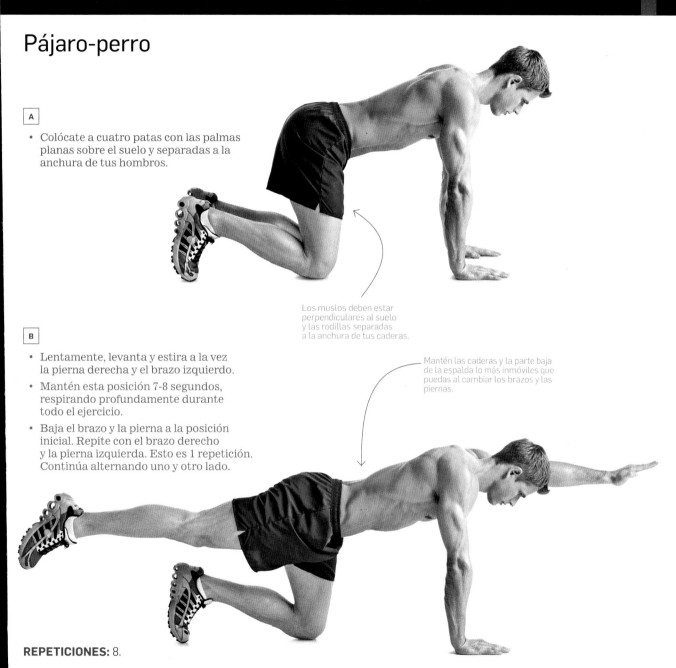

A

- Colócate a cuatro patas con las palmas planas sobre el suelo y separadas a la anchura de tus hombros.

Los muslos deben estar perpendiculares al suelo y las rodillas separadas a la anchura de tus caderas.

B

- Lentamente, levanta y estira a la vez la pierna derecha y el brazo izquierdo.
- Mantén esta posición 7-8 segundos, respirando profundamente durante todo el ejercicio.
- Baja el brazo y la pierna a la posición inicial. Repite con el brazo derecho y la pierna izquierda. Esto es 1 repetición. Continúa alternando uno y otro lado.

Mantén las caderas y la parte baja de la espalda lo más inmóviles que puedas al cambiar los brazos y las piernas.

REPETICIONES: 8.

179

Combo de pecho y espalda

Esta combinación trabajará tu cuerpo a fondo por delante y por detrás. Además, reforzarás la musculatura escapular en la espalda y el manguito rotador. En conjunto, estos músculos, que tienden a estar débiles en la mayoría de los hombres, son básicos para que los hombros se mantengan estables y sanos y la parte superior del cuerpo, fuerte.

EMPIEZA POR AQUÍ:
Haz una serie de cada ejercicio del circuito sin descansar entre los movimientos. Tras acabar el circuito, descansa 60 segundos. Luego repite dos veces más hasta un total de tres circuitos.

Pull frente a la polea con rotación externa

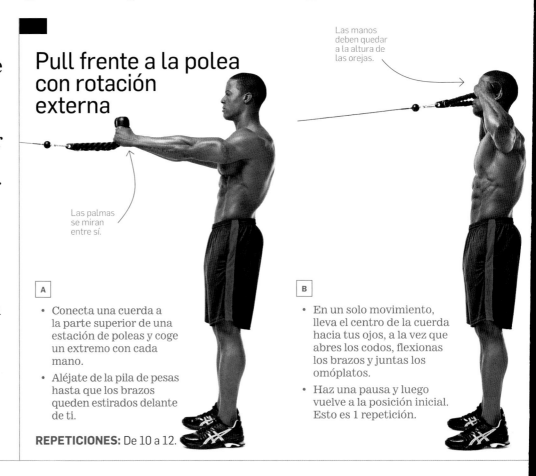

Las palmas se miran entre sí.

Las manos deben quedar a la altura de las orejas.

A

- Conecta una cuerda a la parte superior de una estación de poleas y coge un extremo con cada mano.
- Aléjate de la pila de pesas hasta que los brazos queden estirados delante de ti.

REPETICIONES: De 10 a 12.

B

- En un solo movimiento, lleva el centro de la cuerda hacia tus ojos, a la vez que abres los codos, flexionas los brazos y juntas los omóplatos.
- Haz una pausa y luego vuelve a la posición inicial. Esto es 1 repetición.

Press de pecho alternado con mancuernas

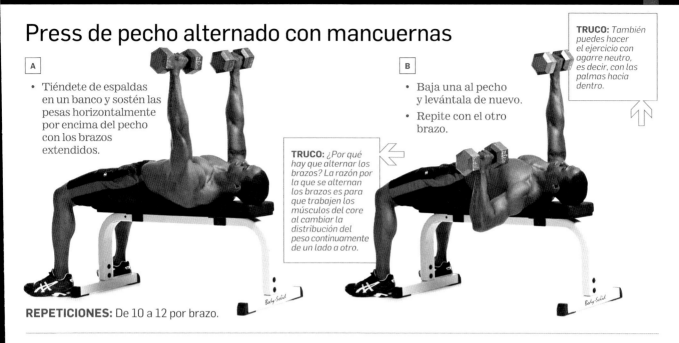

A

- Tiéndete de espaldas en un banco y sostén las pesas horizontalmente por encima del pecho con los brazos extendidos.

TRUCO: *¿Por qué hay que alternar los brazos? La razón por la que se alternan los brazos es para que trabajen los músculos del core al cambiar la distribución del peso continuamente de un lado a otro.*

B

- Baja una al pecho y levántala de nuevo.
- Repite con el otro brazo.

TRUCO: *También puedes hacer el ejercicio con agarre neutro, es decir, con las palmas hacia dentro.*

REPETICIONES: De 10 a 12 por brazo.

Extensión de tríceps con barra EZ

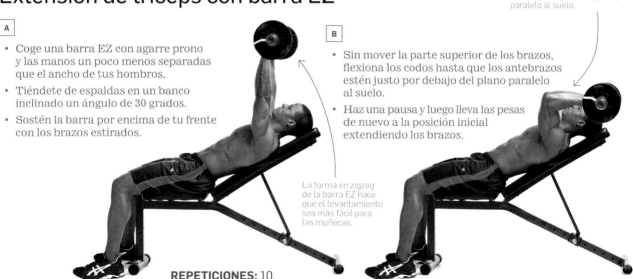

Detente cuando los antebrazos queden justo por debajo del plano paralelo al suelo.

A

- Coge una barra EZ con agarre prono y las manos un poco menos separadas que el ancho de tus hombros.
- Tiéndete de espaldas en un banco inclinado un ángulo de 30 grados.
- Sostén la barra por encima de tu frente con los brazos estirados.

La forma en zigzag de la barra EZ hace que el levantamiento sea más fácil para las muñecas.

B

- Sin mover la parte superior de los brazos, flexiona los codos hasta que los antebrazos estén justo por debajo del plano paralelo al suelo.
- Haz una pausa y luego lleva las pesas de nuevo a la posición inicial extendiendo los brazos.

REPETICIONES: 10.

181

Combo de pecho y espalda

Remo invertido con agarre supino

TRUCO: *Concéntrate en juntar los omóplatos. Este ejercicio trabaja los trapecios, romboides, deltoides posteriores y manguitos rotadores, un conjunto de músculos que ayudan a estabilizar los hombros.*

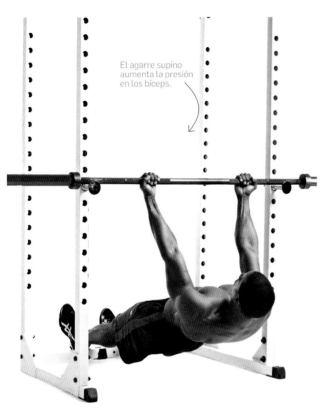

El agarre supino aumenta la presión en los bíceps.

A

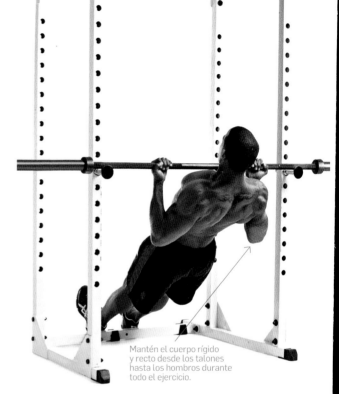

Mantén el cuerpo rígido y recto desde los talones hasta los hombros durante todo el ejercicio.

B

- Coloca una barra a la altura de las caderas en una máquina Smith o un reposabarras.
- Túmbate en el suelo bajo la barra con las piernas estiradas y los talones en el suelo. Coge la barra con un agarre supino (las palmas hacia ti). Cuélgate con los brazos completamente rectos.

- Empieza el levantamiento llevando los omóplatos hacia atrás y luego continúa tirando con los brazos para levantar el pecho hacia la barra.
- Haz una pausa y después baja despacio hasta que los brazos estén estirados.

REPETICIONES: De 10 a 12.

Pulldown inclinado

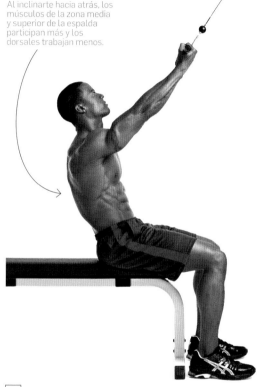

Al inclinarte hacia atrás, los músculos de la zona media y superior de la espalda participan más y los dorsales trabajan menos.

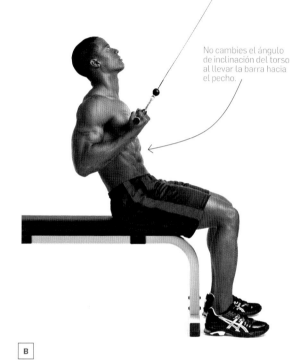

No cambies el ángulo de inclinación del torso al llevar la barra hacia el pecho.

A

- Siéntate en una máquina de dorsales y coge la barra con un agarre supino y las manos separadas a la anchura de tus hombros.
- Échate hacia atrás hasta que el cuerpo forme un ángulo de 30-45 grados con el suelo. Mantén esta posición durante todo el ejercicio.

REPETICIONES: De 10 a 12.

B

- Sin mover el torso, baja la barra hasta el pecho.
- Haz una pausa y lentamente vuelve a la posición inicial.

Circuito de flexiones perfectas 1

No hay mejor ejercicio que las flexiones. Son simples, no requieren equipo y pueden desarrollar volumen, fuerza y resistencia. Son más versátiles que las máquinas o los pesos libres, pues permiten alterar la posición de los brazos, la orientación del cuerpo y el uso de material (como steps, balón y bancos) para generar infinitas variantes.

EMPIEZA POR AQUÍ:
Completa una serie de cada flexión del circuito 1. Descansa entre los ejercicios solo si lo necesitas. Haz tres veces el circuito 1, descansando 60 segundos después de cada circuito. Sigue con el mismo patrón en los circuitos 2 y 3.

Flexiones en rombo

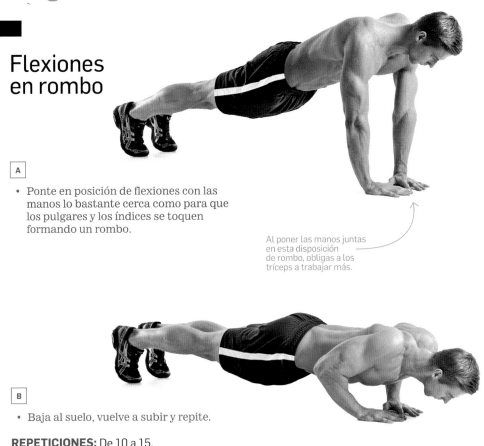

A

- Ponte en posición de flexiones con las manos lo bastante cerca como para que los pulgares y los índices se toquen formando un rombo.

Al poner las manos juntas en esta disposición de rombo, obligas a los tríceps a trabajar más.

B

- Baja al suelo, vuelve a subir y repite.

REPETICIONES: De 10 a 15.

Flexiones con desplazamiento de brazos

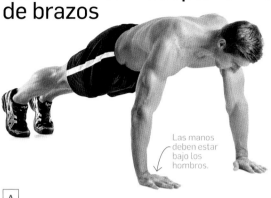

Las manos deben estar bajo los hombros.

A

- Ponte en posición de flexiones y haz 1 flexión.

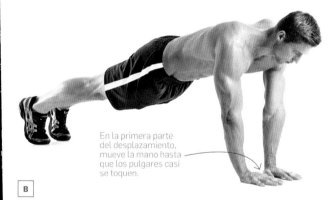

En la primera parte del desplazamiento, mueve la mano hasta que los pulgares casi se toquen.

B

- Ahora mueve la mano derecha hacia la izquierda hasta juntar las dos manos. Luego desliza la mano izquierda más a la izquierda hasta que las manos queden de nuevo separadas a la anchura de tus hombros.

- Haz otra flexión.

- Ahora mueve la mano izquierda hacia tu derecha y la derecha más a la derecha.

- Haz una flexión y continúa alternando las manos de este modo. Cada flexión es 1 repetición.

REPETICIONES: De 10 a 15.

Flexiones suspendidas

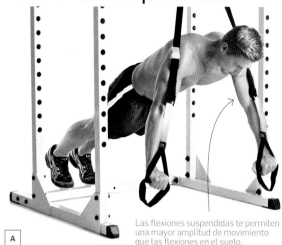

A

Las flexiones suspendidas te permiten una mayor amplitud de movimiento que las flexiones en el suelo.

- Ata unas cintas de entrenamiento o correas de TRX a una barra de dominadas o un rack de modo que las asas cuelguen a poca distancia del suelo.

- Ponte en posición de flexiones con los brazos rectos y agarrando las asas con las manos, de manera que solo los pies toquen el suelo.

Mantén los antebrazos perpendiculares al suelo al bajar el torso.

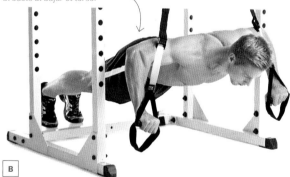

B

- Flexiona los codos para bajar el cuerpo hasta que la parte superior de los brazos esté paralela al suelo y luego vuelve a subir.

REPETICIONES: De 10 a 15.

Circuito de flexiones perfectas 2

Flexiones con desplazamiento en caja

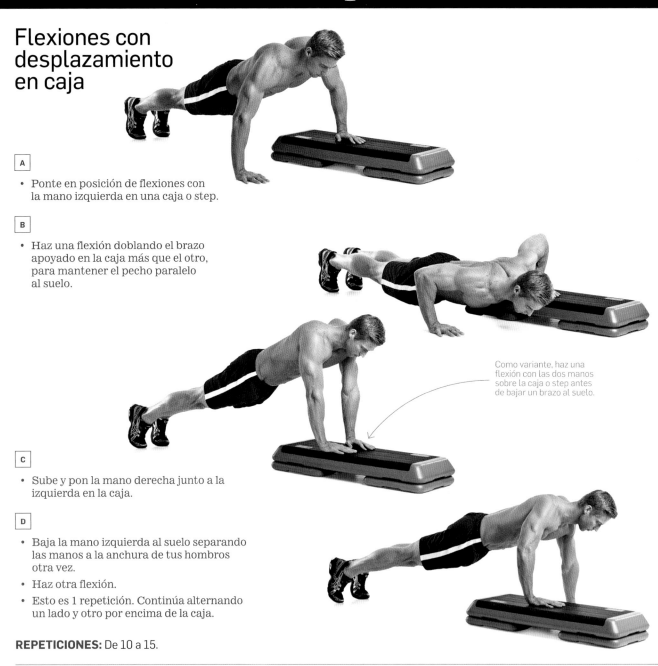

A

- Ponte en posición de flexiones con la mano izquierda en una caja o step.

B

- Haz una flexión doblando el brazo apoyado en la caja más que el otro, para mantener el pecho paralelo al suelo.

Como variante, haz una flexión con las dos manos sobre la caja o step antes de bajar un brazo al suelo.

C

- Sube y pon la mano derecha junto a la izquierda en la caja.

D

- Baja la mano izquierda al suelo separando las manos a la anchura de tus hombros otra vez.
- Haz otra flexión.
- Esto es 1 repetición. Continúa alternando un lado y otro por encima de la caja.

REPETICIONES: De 10 a 15.

Flexiones con un brazo

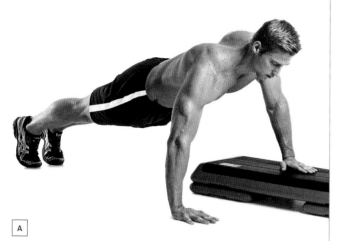

A

- Ponte en posición de flexiones con las manos algo más separadas que el ancho de tus hombros, con una mano sobre una caja o step de unos 15 cm de altura y la otra en el suelo.

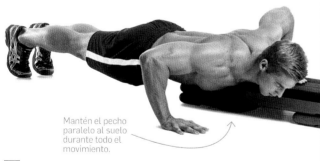

Mantén el pecho paralelo al suelo durante todo el movimiento.

B

- Baja el cuerpo hasta que el pecho toque la caja. Completa todas las repeticiones y luego pon la mano derecha en la caja y la izquierda en el suelo, y repite.

REPETICIONES: De 10 a 15 con cada mano en la caja.

Flexiones con balón medicinal

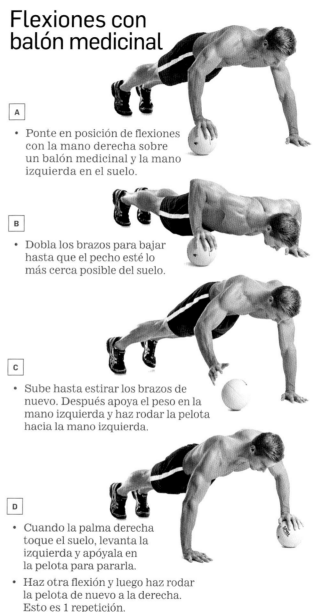

A

- Ponte en posición de flexiones con la mano derecha sobre un balón medicinal y la mano izquierda en el suelo.

B

- Dobla los brazos para bajar hasta que el pecho esté lo más cerca posible del suelo.

C

- Sube hasta estirar los brazos de nuevo. Después apoya el peso en la mano izquierda y haz rodar la pelota hacia la mano izquierda.

D

- Cuando la palma derecha toque el suelo, levanta la izquierda y apóyala en la pelota para pararla.
- Haz otra flexión y luego haz rodar la pelota de nuevo a la derecha. Esto es 1 repetición.

REPETICIONES: De 5 a 10, moviéndote rápidamente.

Flexiones con Bosu

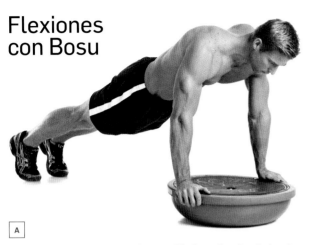

A

- Pon un Bosu en el suelo con el lado redondeado hacia abajo.
- Ponte en posición de flexiones con los brazos estirados y las manos sosteniendo los lados del Bosu justo debajo de los hombros.

> **TRUCO:** *El medio balón de Bosu crea inestabilidad, lo que obliga a la musculatura de los brazos y el pecho a trabajar más para mantener el equilibrio.*

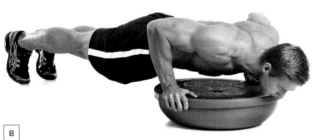

B

- Flexiona lentamente los codos para bajar el cuerpo hasta que la barbilla toque el borde del Bosu.
- Extiende los brazos para llevar el cuerpo a la posición inicial. Repite.

REPETICIONES: De 10 a 20.

Flexiones declinadas a una pierna

A

- Ponte en posición de flexiones delante de un banco o un step con las manos separadas algo más que el ancho de tus hombros.
- Pon el pie izquierdo en el banco y levanta el pie derecho.

> **TRUCO:** *Si las caderas se hunden en algún momento en el ejercicio, la forma se habrá perdido. En tal caso, considera esa como la última repetición y termina la serie.*

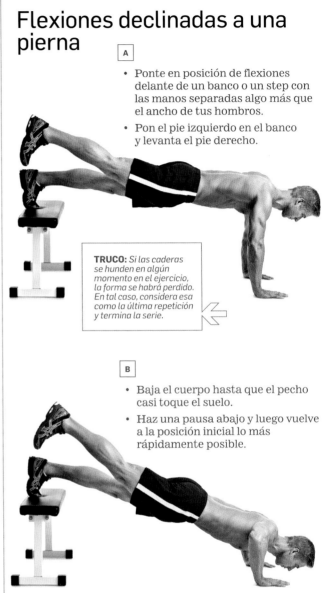

B

- Baja el cuerpo hasta que el pecho casi toque el suelo.
- Haz una pausa abajo y luego vuelve a la posición inicial lo más rápidamente posible.

REPETICIONES: 10; luego repite con el pie derecho en el banco y el pie izquierdo elevado.

Flexiones dinámicas con caja

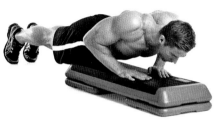

Los pulgares e índices deben casi tocarse.

3.416

El número máximo de flexiones realizadas en 1 hora.

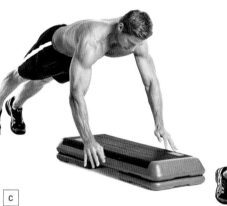

A

- Pon las manos sobre una caja o step en la posición de flexiones en rombo.

B

- Baja el cuerpo hasta que el pecho casi toque las manos.

Cuando el pecho toque la caja, extiende los brazos para impulsar explosivamente la parte superior del cuerpo lo bastante alto como para aterrizar de nuevo con las manos en la caja.

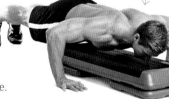

C

- Sube con un impulso explosivo.

D

- Aterriza con las manos en el suelo a cada lado de la caja.

E

- Baja el cuerpo enseguida hasta que el pecho toque la caja y luego sube explosivamente.
- Junta las manos al caer de nuevo en la caja en la posición inicial. Esto es 1 repetición.

REPETICIONES: De 10 a 15.

Rutinas superrápidas para piernas y glúteos

Si miras a tu alrededor en la sala de pesas, verás un montón de tipos con unos pectorales y unos bíceps enormes y unas piernas como patas de pollo, que simplemente usan la parte inferior del cuerpo para pasar del press de banca al curl del predicador. Esto es un error. Si olvidas tu tren inferior, puedes acabar desproporcionado. Un cuerpo equilibrado no solo luce más en un traje, sino que también estará más preparado para jugar al básquet, subir pendientes en bicicleta y correr 5 km. Además, un trasero fuerte, no solo sirve para lucir vaqueros, también protegerá tu espalda. Por lo tanto, no descuides tus piernas, únicamente necesitas 15 minutos para cuidarlas.

En este capítulo...

Encontrarás rutinas para los músculos de la parte inferior del cuerpo. Para lograr mejores resultados, haz una rutina 2 días a la semana. Puedes hacer más, pero descansa un día en medio para que los músculos se recuperen. (Y siempre puedes agregar cualquiera de estos entrenamientos a otro para la parte superior del cuerpo.) Haz las series y repeticiones indicadas para cada ejercicio eligiendo un peso con el que te cueste llegar a la última repetición del final de la serie con una forma perfecta. Con estas rutinas lograrás desarrollar una base fuerte y sólida en solo 3 o 4 semanas.

Encuéntralo rápido: Tu plan de 15 minutos para piernas y glúteos

SALTOS EXPLOSIVOS

Los saltos pliométricos pueden sustituir a los ejercicios de fuerza cuando no dispones de pesas, pero son también un calentamiento fabuloso para los entrenamientos del tren inferior. A la vez que activas el ritmo cardíaco y calientas los músculos, desarrollas la coordinación. Prueba el siguiente salto pliométrico para calentar tus extremidades antes de una rutina de piernas.

Salto mogul del esquiador: Colócate de pie a unos 30 cm de un bordillo (o de un step de 15-20 cm), con tu lado derecho frente al step. Deja los brazos a los costados, con los puños ligeramente apretados. Salta de lado, de modo que los dos pies aterricen al mismo tiempo en el bordillo, y a la vez flexiona el brazo derecho y lleva el puño derecho hacia el hombro sin mover la parte superior del brazo (como en el curl del martillo). Baja de un salto hacia la izquierda con los pies juntos, levantando el puño izquierdo. Esto es 1 repetición. Haz de 30 a 50, descansa 15 segundos y luego repite hacia el otro lado.

La solución para el trasero plano

Si dejaras caer una moneda desde la parte posterior de tu cabeza, ¿golpearía algo al caer? En caso de que no, tienes un trasero plano, lo que no es solo una cuestión estética. Unos glúteos fuertes protegen las lumbares y aportan una potencia explosiva para los deportes. Redondea tu trasero ejercitando el poderoso músculo glúteo mayor y los glúteos medio y menor.

EMPIEZA POR AQUÍ:
Haz estos movimientos seguidos sin descansar entremedio. Repite el circuito dos veces en total.

Zancada frontal levantando la pierna

A

- Coge dos mancuernas de 5-7 kilos y colócate de pie con los pies juntos y los brazos a los lados. Esta es la posición inicial.
- Da una zancada hacia delante con el pie izquierdo y baja las caderas hasta flexionar las dos rodillas 90 grados.

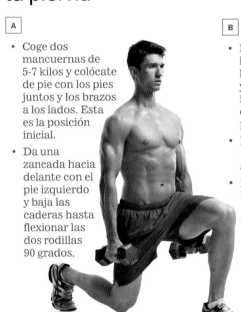

REPETICIONES: De 5 a 6.

B

- Levántate impulsándote con la pierna derecha y elevando la izquierda hasta que el muslo esté paralelo al suelo.
- Mantén el equilibrio 1 segundo y vuelve a la posición inicial.
- Repite dando la zancada con la pierna derecha y vuelve a la posición inicial. Esto es 1 repetición.

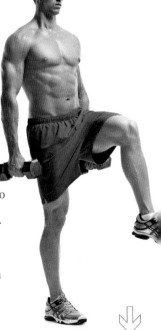

TRUCO: *Contrae los glúteos y mira al frente para mantener el equilibrio.*

Sentadilla y cuarto con barra

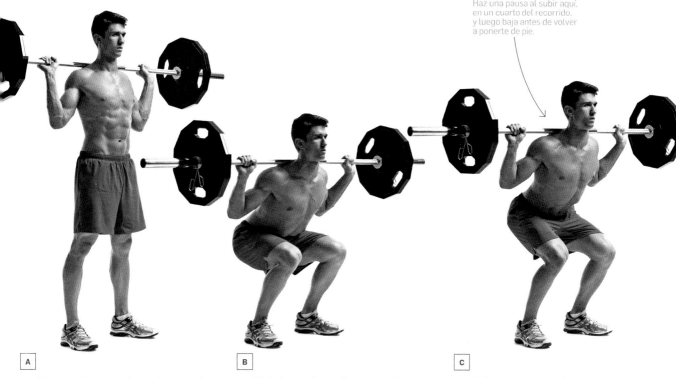

Haz una pausa al subir aquí, en un cuarto del recorrido, y luego baja antes de volver a ponerte de pie.

A

- Pon una barra en la parte superior de la espalda y colócate de pie con los pies separados a la anchura de tus caderas.

B

- Baja las caderas flexionando las rodillas hasta que los muslos queden paralelos al suelo.

C

- Sube solo un cuarto y haz una pausa antes de bajar hasta que los muslos queden paralelos de nuevo.
- Haz una pausa y vuelve a la posición inicial. Esto es 1 repetición.

REPETICIONES: De 10 a 12.

La solución para el trasero plano

Puente dinámico en fitball

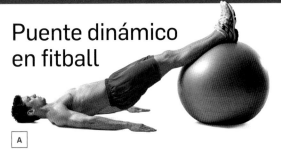

A

- Túmbate bocarriba con las pantorrillas en un fitball.
- Levanta las caderas para alinearlas con los pies y los hombros.

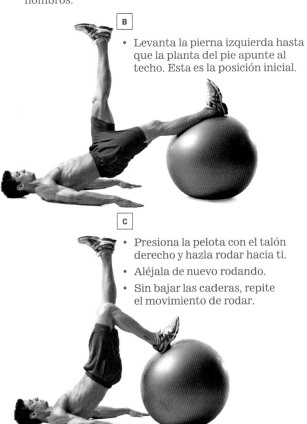

B

- Levanta la pierna izquierda hasta que la planta del pie apunte al techo. Esta es la posición inicial.

C

- Presiona la pelota con el talón derecho y hazla rodar hacia ti.
- Aléjala de nuevo rodando.
- Sin bajar las caderas, repite el movimiento de rodar.

REPETICIONES: De 10 a 12; luego repite con la otra pierna.

Peso muerto con extensión alterna

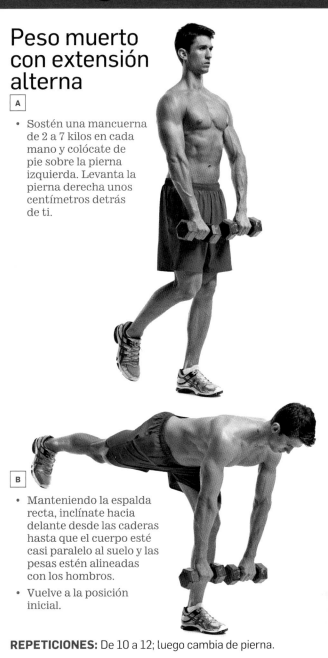

A

- Sostén una mancuerna de 2 a 7 kilos en cada mano y colócate de pie sobre la pierna izquierda. Levanta la pierna derecha unos centímetros detrás de ti.

B

- Manteniendo la espalda recta, inclínate hacia delante desde las caderas hasta que el cuerpo esté casi paralelo al suelo y las pesas estén alineadas con los hombros.
- Vuelve a la posición inicial.

REPETICIONES: De 10 a 12; luego cambia de pierna.

Step con mancuernas

A

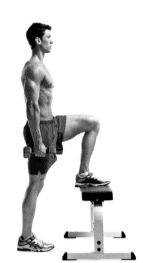

- Coge dos mancuernas de 2-5 kilos y ponte de pie delante de un banco o step, apoyando el pie izquierdo firmemente en el step.

B

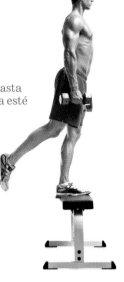

- Presiona con el talón izquierdo para subir hasta que la pierna izquierda esté recta.
- Baja despacio hasta la posición inicial.
- Esto es 1 repetición.

REPETICIONES: De 10 a 12 con la pierna izquierda; luego repite con la derecha.

Marcha en puente

A

- Túmbate de espaldas con las rodillas flexionadas y los pies planos sobre el suelo.
- Estira los brazos en el suelo con las palmas hacia arriba.
- Levanta las caderas para alinearlas con los hombros y las rodillas.

Levantar la rodilla te obliga a usar los glúteos para elevar las caderas.

B

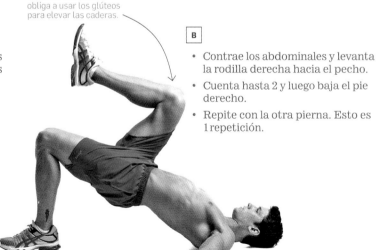

- Contrae los abdominales y levanta la rodilla derecha hacia el pecho.
- Cuenta hasta 2 y luego baja el pie derecho.
- Repite con la otra pierna. Esto es 1 repetición.

REPETICIONES: De 5 a 10.

Glúteos de acero

Si pasas muchas horas al día sentado trabajando, tus glúteos pueden olvidar su fuerza. Esto hace que te vuelvas débil en uno de los músculos más grandes del cuerpo. Además, unos glúteos débiles pueden provocar que la pelvis se incline hacia delante, haciendo que el vientre sobresalga aunque no tengas ni un solo gramo de grasa.

EMPIEZA POR AQUÍ:
Haz estos movimientos seguidos sin descansar entremedio. Luego repite el circuito una vez más.

Zancada con giro

- Coge una pesa de 2-7 kilos con las dos manos por los extremos.
- Colócate de pie con los pies separados a la anchura de tus caderas y los brazos extendidos.

B

- Da un paso grande hacia delante con el pie derecho, contrae los abdominales y gira el torso a la derecha a la vez que bajas el cuerpo y doblas las piernas a 90 grados.
- Gira al centro de nuevo y levántate empujando con el pie derecho. Repite con la otra pierna. Esto es 1 repetición.

REPETICIONES: De 10 a 15.

> **TRUCO:** *Mantén los codos rectos sin hiperextenderlos.*

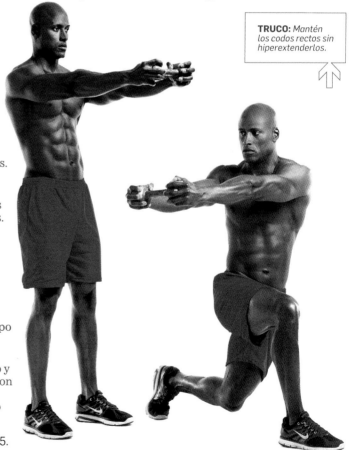

Zancada inversa y press con un brazo

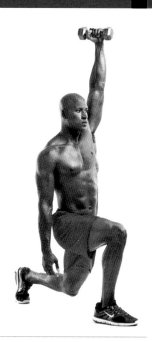

A

- Sostén una mancuerna con la mano izquierda junto al hombro izquierdo, con la palma hacia dentro.

B

- Da un paso atrás con el pie izquierdo y baja el cuerpo hasta doblar las rodillas 90 grados (la pierna izquierda debe casi tocar el suelo) y a la vez sube la mancuerna justo por encima del hombro, sin inclinarte desde la cintura.

- Baja la pesa a la posición inicial y ponte de pie otra vez. Esto es 1 repetición.

REPETICIONES: De 10 a 15; luego cambia de lado.

Patada lateral

Mantén la zona lumbar lo más inmóvil que puedas durante todo el ejercicio.

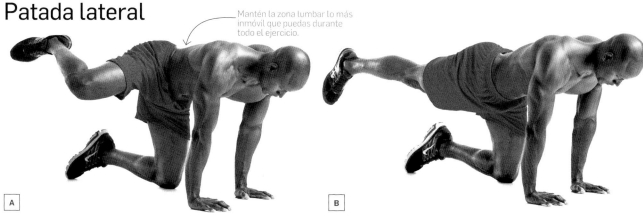

A

- Ponte a cuatro patas con las rodillas justo debajo de las caderas y las manos bajo los hombros.
- Levanta la pierna derecha de lado, manteniendo la rodilla flexionada, lo más alto que puedas.

REPETICIONES: De 12 a 15.

B

- Extiende la pierna hacia atrás para alinearla con el torso.
- Haz una pausa y luego vuelve a la posición inicial. Repite con la pierna izquierda. Esto es 1 repetición.

Glúteos de acero

Pasos laterales

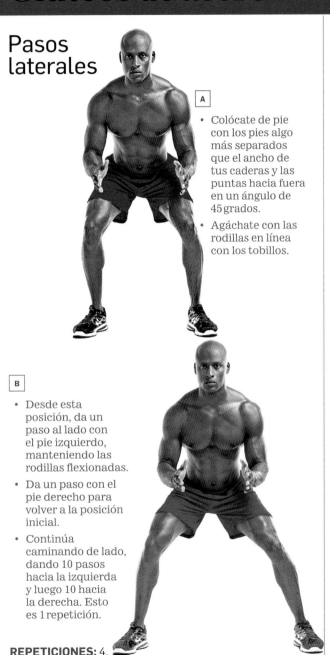

A

- Colócate de pie con los pies algo más separados que el ancho de tus caderas y las puntas hacia fuera en un ángulo de 45 grados.
- Agáchate con las rodillas en línea con los tobillos.

B

- Desde esta posición, da un paso al lado con el pie izquierdo, manteniendo las rodillas flexionadas.
- Da un paso con el pie derecho para volver a la posición inicial.
- Continúa caminando de lado, dando 10 pasos hacia la izquierda y luego 10 hacia la derecha. Esto es 1 repetición.

REPETICIONES: 4.

Sentadilla con balón

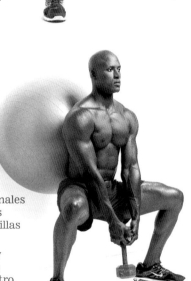

A

- Con un fitball entre la zona lumbar de la espalda y la pared, coge una mancuerna de 9-16 kilos en medio de las piernas, rodeándola con las dos manos.
- Colócate de pie con los pies algo más separados que el ancho de tus caderas y las puntas hacia fuera.

B

- Contrae los abdominales y baja en 4 segundos hasta doblar las rodillas 90 grados.
- Espera 4 segundos y luego sube despacio contando hasta cuatro.

REPETICIONES: De 10 a 15.

Zancada a 45 grados

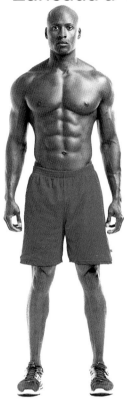

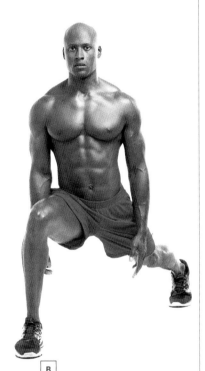

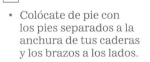

A

- Colócate de pie con los pies separados a la anchura de tus caderas y los brazos a los lados.

B

- Da una zancada 45 grados a la derecha, manteniendo las caderas hacia delante y la pierna izquierda recta.
- Haz una pausa y vuelve a la posición inicial. Esto es 1 repetición.

REPETICIONES: De 10 a 12, y repite con el lado izquierdo.

Sentadilla estática con elevación frontal

- Con un fitball entre la zona lumbar y la pared, sostén una mancuerna de 2-5 kilos en cada mano.
- Da un paso hacia delante con los pies separados a la anchura de tus caderas e inclínate hacia atrás contra la pelota.

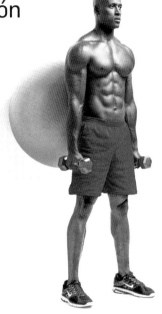

B

- Contrae los abdominales y los glúteos y luego baja las caderas hasta doblar las rodillas 90 grados.
- En esta posición, levanta lentamente 8 veces los brazos por delante hasta la altura de los hombros.
- Vuelve a la posición inicial.

REPETICIONES: De 2 a 4.

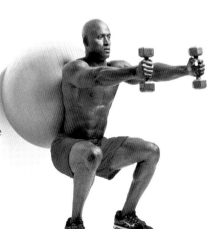

199

Preparación para levantamientos

Gana potencia en las piernas con este duro entrenamiento de salto de vallas. Utiliza una barra para pasar por encima y así desarrollar la musculatura de las piernas en menos tiempo. Las vallas corrigen un error muy común en las zancadas: dar pasos demasiado cortos e impulsarse con poca energía en vez de explosivamente.

EMPIEZA POR AQUÍ: Realiza las series de cada superserie sin pausa, pero descansa 60 segundos al terminar ambas. Haz la superserie 1 tres veces, y sigue con la 2, que realizarás también tres veces.

SUPERSERIE 1

Zancada dinámica

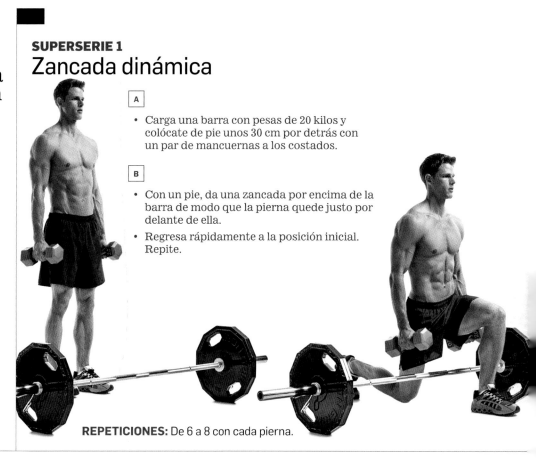

A

- Carga una barra con pesas de 20 kilos y colócate de pie unos 30 cm por detrás con un par de mancuernas a los costados.

B

- Con un pie, da una zancada por encima de la barra de modo que la pierna quede justo por delante de ella.
- Regresa rápidamente a la posición inicial. Repite.

REPETICIONES: De 6 a 8 con cada pierna.

Zancada dinámica lateral

A

- Colócate de pie a la derecha de la barra cargada y sosteniendo las mancuernas.

B

- Pasa la pierna izquierda por encima de la barra.
- Flexiona la pierna izquierda y baja el cuerpo todo lo que puedas.
- Luego levántate explosivamente.

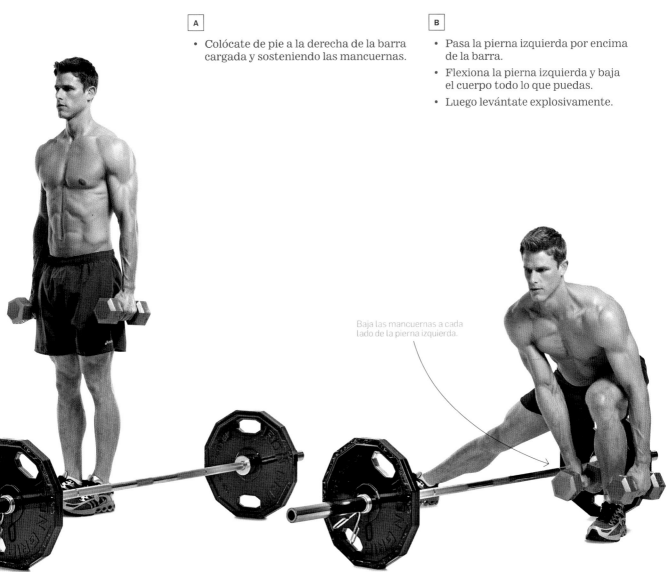

Baja las mancuernas a cada lado de la pierna izquierda.

REPETICIONES: De 6 a 8 con cada pierna.

Preparación para levantamientos

SUPERSERIE 2
Peso muerto a una pierna con extensión de brazo

 A

- Pon una barra cargada en el suelo 45 cm por delante de ti.
- Colócate de pie sobre la pierna izquierda y sostén una mancuerna en la mano derecha.

 B

- Manteniendo la espalda naturalmente arqueada, lleva las caderas hacia atrás y deja que la pierna derecha suba detrás de ti a la vez que bajas la pesa hacia la barra.
- Toca la barra con la pesa y vuelve luego a la posición inicial.
- Completa todas las repeticiones y luego sostén la mancuerna en la mano izquierda y repite con la otra pierna.

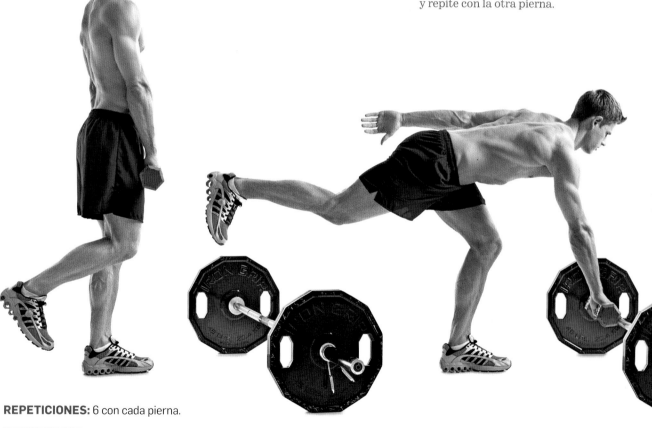

REPETICIONES: 6 con cada pierna.

Sentadilla con barra por detrás

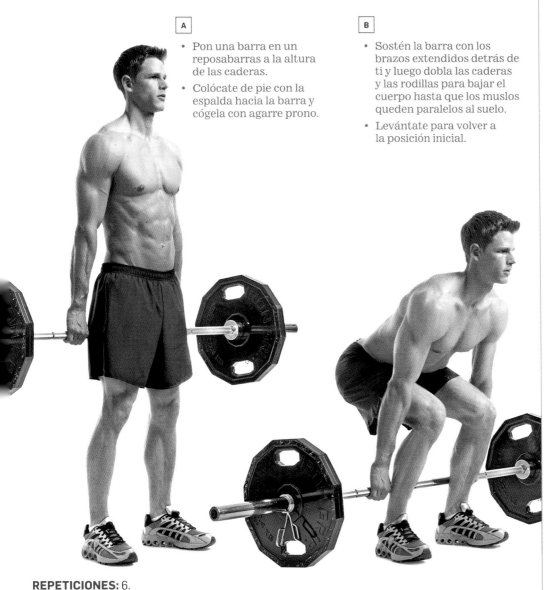

A

- Pon una barra en un reposabarras a la altura de las caderas.
- Colócate de pie con la espalda hacia la barra y cógela con agarre prono.

B

- Sostén la barra con los brazos extendidos detrás de ti y luego dobla las caderas y las rodillas para bajar el cuerpo hasta que los muslos queden paralelos al suelo.
- Levántate para volver a la posición inicial.

SENTADILLAS PARA PREVENIR LESIONES EN LAS RODILLAS

Unos glúteos débiles pueden llevar a que las rodillas se hundan hacia dentro, provocando esguinces y desgarros musculares. Para evitarlo, concede protagonismo a tus glúteos e isquiotibiales en tu rutina de entrenamiento; trabajando los glúteos y la parte posterior de las piernas ayudarás a que las rodillas se mantengan estables.

REPETICIONES: 6.

Rutina total para el tren inferior

Siempre es bueno mezclar entrenamientos para que los músculos no se acomoden a una rutina. Esta añadirá variedad. Proporcionará firmeza a los glúteos, reforzará los muslos, activará el core y eliminará los «flotadores». Es decir, ayudará a rebajar la zona media y a que tus vaqueros favoritos te queden perfectamente ajustados.

EMPIEZA POR AQUÍ:
Haz estos movimientos seguidos sin descansar entremedio. Luego repite el circuito un total de dos veces.

Peso muerto con extensión de piernas alternas

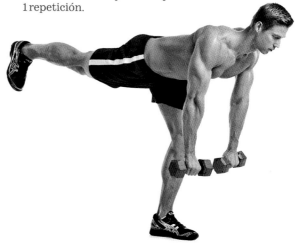

A

- Sostén una mancuerna de 7-9 kilos en cada mano y colócate de pie con los pies separados a la anchura de tus caderas.

B

- Inclínate hacia delante y levanta la pierna por detrás hasta que esta y la espalda estén casi paralelas al suelo.
- Incorpórate y repite este movimiento, esta vez levantando la pierna izquierda. Esto es 1 repetición.

REPETICIONES: De 10 a 12.

Extensión de cadera prono

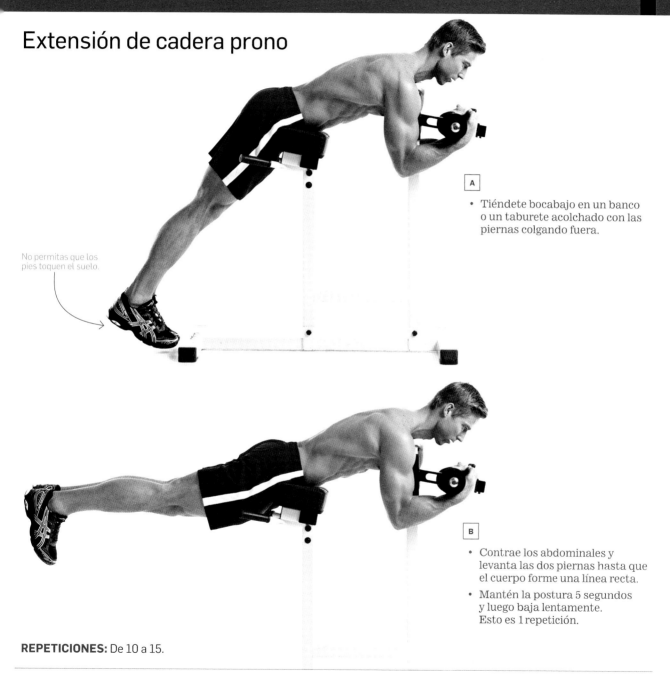

No permitas que los pies toquen el suelo.

A

- Tiéndete bocabajo en un banco o un taburete acolchado con las piernas colgando fuera.

B

- Contrae los abdominales y levanta las dos piernas hasta que el cuerpo forme una línea recta.
- Mantén la postura 5 segundos y luego baja lentamente. Esto es 1 repetición.

REPETICIONES: De 10 a 15.

Flexión de tronco al frente

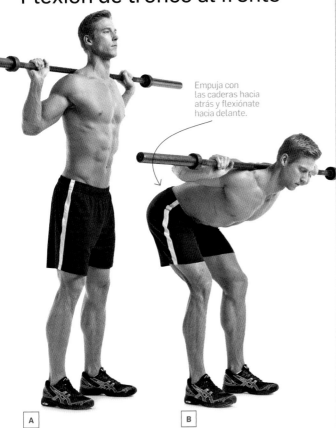

Empuja con las caderas hacia atrás y flexiónate hacia delante.

A

- Colócate de pie con los pies separados a la anchura de tus hombros y sostén una barra ligera en la parte superior de la espalda, con las palmas mirándose entre sí.

B

- Con las rodillas ligeramente flexionadas y el torso recto, dóblate despacio desde las caderas hasta que la parte superior del cuerpo esté paralela al suelo.

- Mantén la postura 5 segundos y vuelve a la posición inicial. Esto es 1 repetición.

REPETICIONES: De 8 a 10.

Zancada en equilibrio

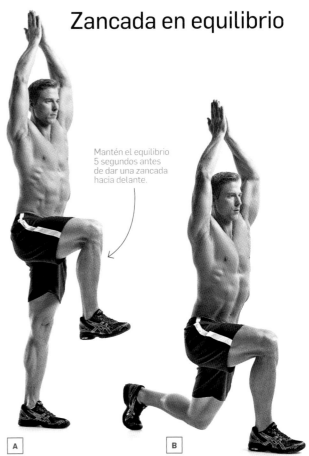

Mantén el equilibrio 5 segundos antes de dar una zancada hacia delante.

A

- Colócate con los pies separados a la anchura de los hombros y los brazos a los lados.

- Eleva la rodilla derecha hasta que el muslo esté paralelo al suelo y levanta los brazos sobre la cabeza con las palmas juntas. Mantén la postura 5 segundos.

B

- Con la rodilla flexionada, baja el pie derecho despacio para dar una zancada frontal.

- Lleva la pierna izquierda hacia delante e incorpórate. Esto es 1 repetición.

REPETICIONES: De 10 a 12 con cada pierna, alternando los la

Step del skater

- Sostén un par de mancuernas de 5-12 kilos a la altura de las caderas y colócate de pie frente a un step con el pie derecho encima.
- Inclina el pecho ligeramente hacia delante y da una zancada hacia atrás con la pierna izquierda, flexionando la rodilla derecha 90 grados.

B

- Desde esta posición, trae el pie izquierdo para juntarlo con el derecho en el step; agáchate y haz una pausa de 2 segundos.
- Levántate y vuelve a la posición inicial. Esto es 1 repetición.

REPETICIONES: De 10 a 12 con cada pierna.

Plancha a una pierna

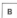

- Ponte en posición de plancha apoyándote en los antebrazos, con los codos justo debajo de los hombros, y los dedos de los pies flexionados

B

- Contrae los abdominales y eleva la pierna derecha unos 25 cm.
- Equilibra el peso entre los antebrazos y la pierna apoyada.
- Mantén la postura 60 segundos.
- Cambia las piernas y repite con el otro lado.

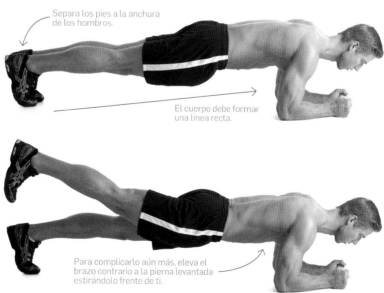

Separa los pies a la anchura de los hombros.

El cuerpo debe formar una línea recta.

Para complicarlo aún más, eleva el brazo contrario a la pierna levantada estirándolo frente de ti.

REPETICIONES: 1 con cada pierna. Mantener 60 segundos cada vez.

207

Saltos para trabajar piernas y glúteos

Si eres un apasionado del running o del ciclismo, debes saber que los ejercicios pliométricos pueden mejorar enormemente tu rendimiento. Al realizarlos conseguirás desarrollar la potencia explosiva y la resistencia de las piernas gracias a una serie de movimientos que simulan el modo en que trabajan los músculos en acción.

EMPIEZA POR AQUÍ:

Haz estos seis movimientos como un circuito. Recupérate mientras preparas los conos y cajas para los tres últimos ejercicios. Descansa 60-90 segundos tras el último ejercicio y repite el circuito 1 o 2 veces más.

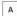

Salto con extensión de brazos

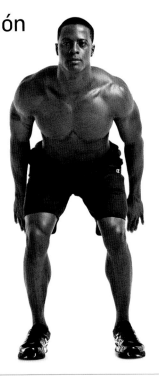

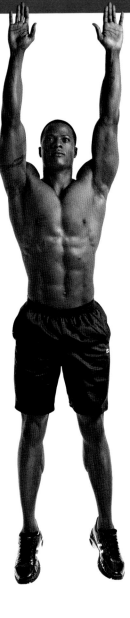

A

- Agáchate ligeramente con los pies separados a la anchura de los hombros y los brazos a los lados.

B

- Salta de modo explosivo, levantando los brazos por encima de la cabeza.
- Cae con las rodillas con suavidad y luego salta explosivamente de nuevo.

REPETICIONES: De 8 a 10.

Salto lateral
con giro de cadera

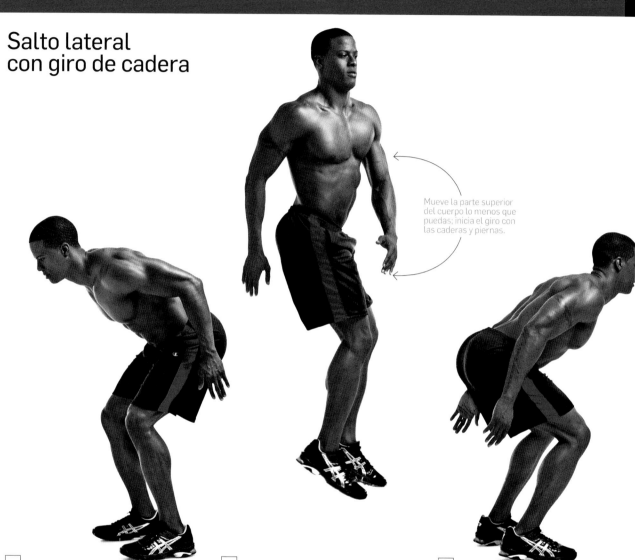

Mueve la parte superior del cuerpo lo menos que puedas; inicia el giro con las caderas y piernas.

A

- De pie, separa los pies a la anchura de tus hombros y flexiona las rodillas y la parte superior del cuerpo para saltar.

REPETICIONES: De 8 a 10.

B

- Salta girando las caderas 180 grados.

C

- En cuanto caigas, salta de nuevo rápidamente y gira en la dirección opuesta.

Salto frontal con conos

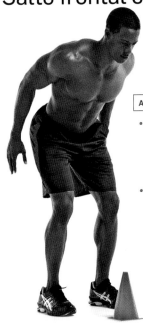

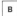
A

- Coloca 10 conos pequeños o vallas de unos 30 cm de altura en una línea recta, separados unos 60 cm.
- Colócate de pie en un extremo de la fila con los pies separados a la anchura de tus hombros y los brazos a los lados.

B

- Salta hacia delante por encima del primer cono, impulsándote con los brazos.

C

- Cae con los pies juntos.
- Continúa enseguida hasta saltar toda la fila de conos. Esto es 1 repetición.

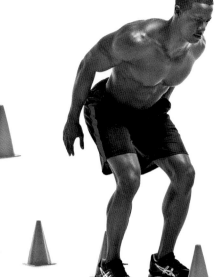

REPETICIONES: 5.

Salto lateral con conos

A

- Colócate de pie junto a un cono o una caja de unos 30 cm de altura, con los pies separados a la anchura de tus hombros.
- Salta de lado por encima del cono y cae con los pies juntos.

B

- Tras caer, salta de nuevo enseguida por encima del cono. Esto es 1 repetición.

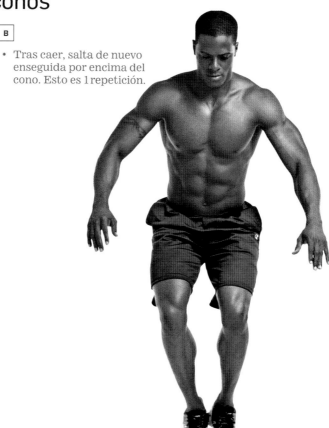

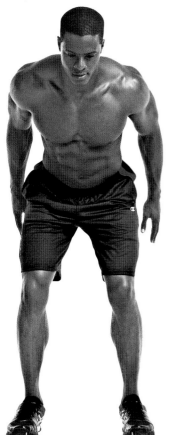

REPETICIONES: De 8 a 10.

DATO SOBRE FITNESS

La medida más básica de la capacidad atlética es la altura del salto vertical.

Salto lateral con caja

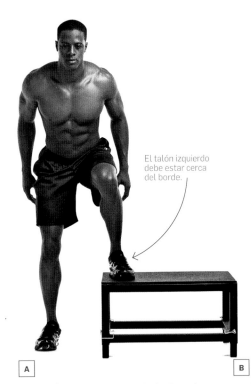

El talón izquierdo debe estar cerca del borde.

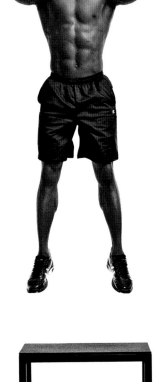

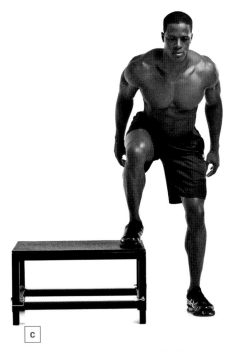

A
- Colócate de pie con el pie derecho en el suelo y el izquierdo en una caja de unos 30 cm de altura.

B
- Presiona con el pie izquierdo y salta lo más alto que puedas, impulsándote hacia arriba con los brazos para subir más.

C
- Cambia las piernas en el aire y cae en el otro lado de la caja con los pies al revés, el derecho en la caja y el izquierdo en el suelo.
- Salta enseguida y cambia de lado otra vez.

REPETICIONES: De 4 a 6 con cada pierna.

Salto y sentadilla

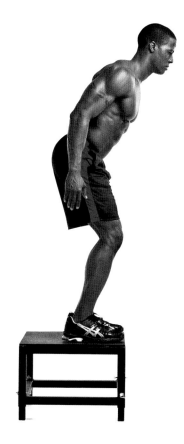

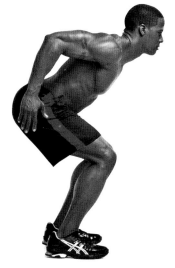

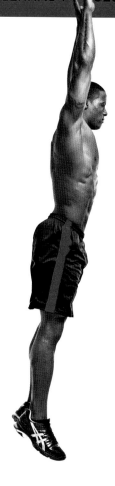

A

- Colócate de pie sobre una caja firme de unos 30 cm de altura.
- Agáchate hasta la posición de media sentadilla con la punta de los pies cerca del borde de la caja.

REPETICIONES: De 8 a 10.

B

- Salta y aterriza suavemente. Baja hasta un cuarto de sentadilla.

C

- Inmediatamente salta de nuevo, extendiendo los brazos para llegar tan arriba como puedas.

Protege tu base

Si sufres a menudo dolor en las rodillas y en la espalda, es probable que tus glúteos no estén realizando su función de estabilizar la pelvis al caminar, correr y practicar deporte. Esta rutina de Bill Hartman, entrenador personal y CSCS, ayudará a que tus caderas y glúteos trabajen mejor, activando esos músculos tanto tiempo ignorados (o apoltronados).

EMPIEZA POR AQUÍ:
Realiza tres series de cada movimiento antes de pasar al siguiente ejercicio. Descansa 30-60 segundos entre series.

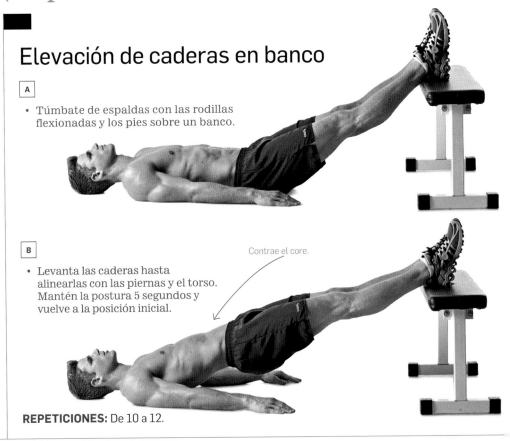

Elevación de caderas en banco

A
- Túmbate de espaldas con las rodillas flexionadas y los pies sobre un banco.

B
- Levanta las caderas hasta alinearlas con las piernas y el torso. Mantén la postura 5 segundos y vuelve a la posición inicial.

Contrae el core.

REPETICIONES: De 10 a 12.

Clamshell

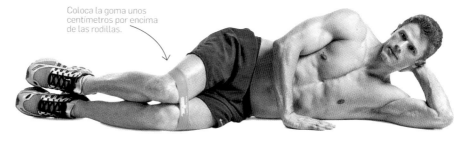

Coloca la goma unos centimetros por encima de las rodillas.

 A

- Pon una goma elástica ajustada alrededor de tus piernas justo por encima de las rodillas. Túmbate de lado con las rodillas dobladas 90 grados y los talones juntos y alineados con el trasero.

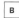 **B**

- Abre las rodillas todo lo que puedas sin rotar la pelvis ni la espalda.

- Haz una pausa; vuelve a la posición inicial.

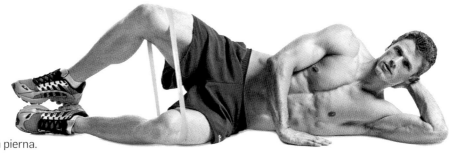

REPETICIONES: De 10 a 12 con cada pierna.

Incorporación con una pierna en banco

A

- Siéntate en un banco de ejercicios con el pie izquierdo plano en el suelo y el derecho levantado.

- Extiende los brazos para que queden paralelos al suelo.

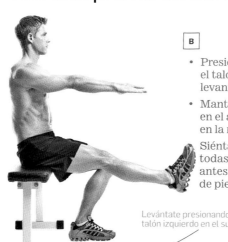

B

- Presiona el suelo con el talón izquierdo para levantarte.

- Mantén la otra pierna en el aire y los brazos en la misma posición.

- Siéntate despacio y haz todas las repeticiones antes de cambiar de pierna.

Levántate presionando con el talón izquierdo en el suelo.

Puedes bajar la pierna derecha al levantarte, pero mantén el pie en el aire todo el tiempo.

REPETICIONES: 5 con cada pierna.

Rutinas super-rápidas con equipamiento especial

Me encanta el material de fitness. Las pelotas, las gomas, los rodillos de espuma y las pesas son como las especias. Puedes usarlos para añadir sabor a tus rutinas habituales o crear con ellos nuevas rutinas. Si no acostumbras a entrenar con equipamiento y te limitas a las consabidas pesas, prueba a expandir tus horizontes. Lo maravilloso de las gomas elásticas, las pesas rusas y los fitballs es que te permiten trabajar los músculos de manera diferente, activando nuevas fibras musculares y llevando tu condición física y tu fuerza a otro nivel. Al fin y al cabo, para eso se inventaron.

Empieza por lo básico...

En este capítulo encontrarás 51 ejercicios que se realizan con cinco elementos de equipamiento únicos. Las rutinas con equipamiento pueden ser algo más duras que los entrenamientos normales de fuerza.

Si estás empezando a entrenar, ve poco a poco. Y si eres veterano, debes saber que te ayudarán a reactivarte si te has estancado. Así que coge tu material y vamos allá.

Encuéntralo rápido: Tu circuito de 15 min con equipamiento especial

NO TE SALTES NINGÚN ENTRENA- MIENTO

Los viajes de trabajo pueden desbaratar tus planes para entrenar. Aunque te hospedes en un hotel con gimnasio, a veces es complicado poder ir. Las gomas elásticas, que caben sin problemas en una maleta y pueden usarse en la habitación, eliminan esa excusa. Otro elemento que podrías fácilmente incluir en el equipaje es un sistema de suspensión como el TRX, que consiste en dos correas de nailon con un asa en el extremo. Las correas se fijan a algo que sea firme, como el marco de una puerta, y pueden servir para muchos ejercicios de peso corporal: fondos, pullups, press de tríceps, extensiones de hombros y otros.

Rutina con kettlebell 1

Acelera tu metabolismo con una kettlebell. Estas pesas asimétricas que parecen balas de cañón pueden desintegrar las calorías. Investigadores de la Universidad de Wisconsin (EE.UU.) han descubierto que los balanceos con kettlebell queman 20 calorías por minuto. Eso es más de lo que se logra con el spinning, el remo, la elíptica, haciendo steps o nadando. Estas dos rutinas de 15 minutos pueden quemar unas 300 calorías cada una. Si se tiene en cuenta el efecto en la creación de masa muscular y el gasto calórico posterior (las calorías quemadas tras el ejercicio, mientras el cuerpo se recupera), el gasto energético total podría incrementarse en un 50 %.

Anatomía de una kettlebell

La capacidad de esculpir de una kettlebell se debe a su forma única. Al ser asimétrica, los músculos trabajan más para moverla y mantener el equilibrio. Por eso debes empezar con una pesa ligera (no más de medio kilo) hasta que te acostumbres a su forma y logres mantener la postura ideal.

ASA: En la mayoría de los ejercicios, debes cogerla por el asa, para balancearla y pasarla de una mano a otra.

CUERNOS: Los lados del asa se llaman cuernos. En algunos movimientos, sobre todo en aquellos en los que sostienes la pesa hacia abajo, la sujetas por aquí.

BASE (O PESA): Es la parte principal, redondeada y con la base plana.

EMPIEZA POR AQUÍ:
Haz estos movimientos seguidos sin descansar entremedio. Descansa 60 segundos al final. Luego repite el circuito dos veces más.

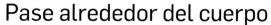

Pase alrededor del cuerpo

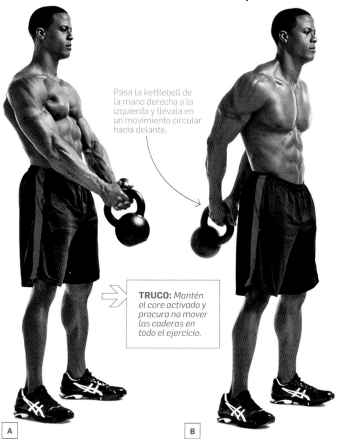

Pasa la kettlebell de la mano derecha a la izquierda y llévala en un movimiento circular hacia delante.

TRUCO: *Mantén el core activado y procura no mover las caderas en todo el ejercicio.*

A

- Sostén la kettlebell con las dos manos delante del torso y colócate de pie con los pies separados a la anchura de tus caderas.

REPETICIONES: 10; luego cambia de dirección y repite sin parar para descansar.

B

- Deja la kettlebell en la mano derecha y lleva los dos brazos hacia detrás de la espalda. Cógela con la mano izquierda y tráela de nuevo hacia delante (describiendo un círculo entero alrededor del cuerpo). Esto es 1 repetición.

HAZ LO QUE MÁS TE GUSTA

La clave para mantenerte en forma toda la vida es encontrar aquello con lo que realmente disfrutes y que te estimule para seguir adelante, dice la doctora Kristen Dieffenbach, profesora de educación para el entrenamiento atlético en la Universidad de Virginia Occidental (EE.UU.). «Prueba todas las clases, rutas para correr y máquinas de ejercicios que puedas. En algún punto entre la natación y el spinning encontrarás una o dos actividades que vayan contigo.» Dedica tu tiempo de entrenamiento a ese tipo de ejercicios y encontrarás más a menudo razones para practicar que para saltarte las sesiones.

Swing

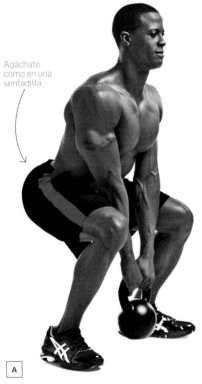

No lleves la kettlebell más arriba de los hombros.

ADVERTENCIA: *Si tienes algún problema en la espalda, haz este ejercicio sin pesa.*

Agáchate como en una sentadilla.

No curves la espalda.

A

- Coge una kettlebell con las dos manos y colócate de pie con los pies separados a la anchura de tus caderas.
- Agáchate hasta que los muslos estén casi paralelos al suelo.

B

- Incorpórate inmediatamente y lleva la pesa con los brazos extendidos hasta la altura de los hombros.

C

- Al empezar a bajar la kettlebell, flexiona las rodillas y agáchate, llevando la pesa entre las piernas con un movimiento de balanceo. Esto es 1 repetición.

REPETICIONES: De 15 a 20.

Peso muerto con sentadilla

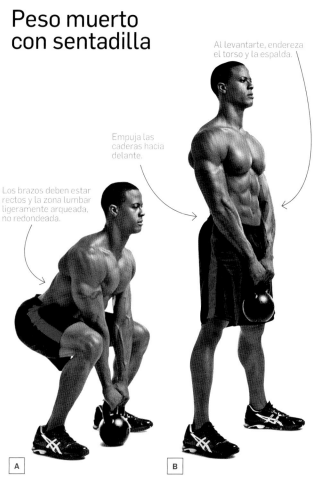

Al levantarte, endereza el torso y la espalda.

Empuja las caderas hacia delante.

Los brazos deben estar rectos y la zona lumbar ligeramente arqueada, no redondeada.

A

- Colócate de pie con los pies separados a la anchura de tus caderas y la kettlebell en el suelo entre los pies.
- Agáchate y coge el asa con las dos manos, manteniendo la espalda plana.

B

- Contrae los abdominales, aprieta los glúteos y sube lentamente con los brazos extendidos empujando desde los talones. Esto es 1 repetición.

REPETICIONES: De 10 a 12.

El halo

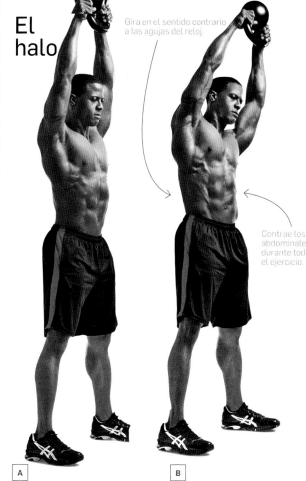

Gira en el sentido contrario a las agujas del reloj.

Contrae los abdominales durante todo el ejercicio.

A

- Sostén la kettlebell hacia abajo por los cuernos con las dos manos y los brazos extendidos por encima de la cabeza.

B

- Manteniendo los hombros bajos, el pecho hacia delante y los abdominales tensos, gira el torso formando un círculo desde la cintura hacia la izquierda.
- La kettlebell debe describir un círculo sobre tu cabeza.

REPETICIONES: Haz 6 círculos y luego cambia de dirección.

Aquí tienes cuatro ejercicios más con kettlebell basados en el diseño único del asa y en la distribución de su peso. Para variar, puedes alternar este circuito con la rutina 1.

EMPIEZA POR AQUÍ:
Haz estos ejercicios seguidos sin descansar entremedio. Descansa 60 segundos al final del circuito. Luego repite el circuito dos veces más.

Sentadilla en tijera pasando la kettlebell

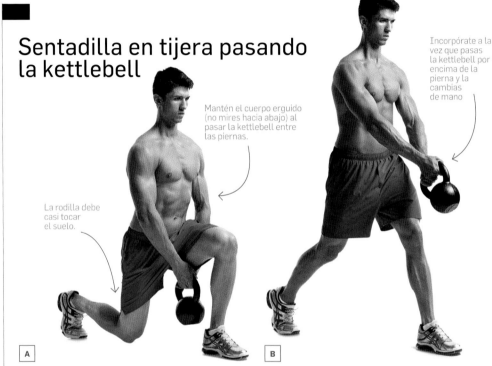

Mantén el cuerpo erguido (no mires hacia abajo) al pasar la kettlebell entre las piernas.

Incorpórate a la vez que pasas la kettlebell por encima de la pierna y la cambias de mano

La rodilla debe casi tocar el suelo.

A

- De pie, sujeta con la mano derecha una kettlebell por el asa, con los brazos a los lados y las palmas hacia dentro. Pon el pie izquierdo 60-90 cm por delante del derecho y levanta el talón de atrás.
- Flexiona las rodillas y agáchate a la vez que pasas la kettlebell por debajo de la pierna delantera a la mano izquierda.

B

- Coge la kettlebell con la mano izquierda y pásala por encima de la pierna a la mano derecha a la vez que extiendes las piernas.
- Haz 8 círculos en el sentido de las agujas del reloj y 8 en sentido contrario.
- Después repite el ejercicio con la pierna derecha delante.

REPETICIONES: 16 con cada pierna, cambiando de dirección tras 8 repeticiones.

El ocho

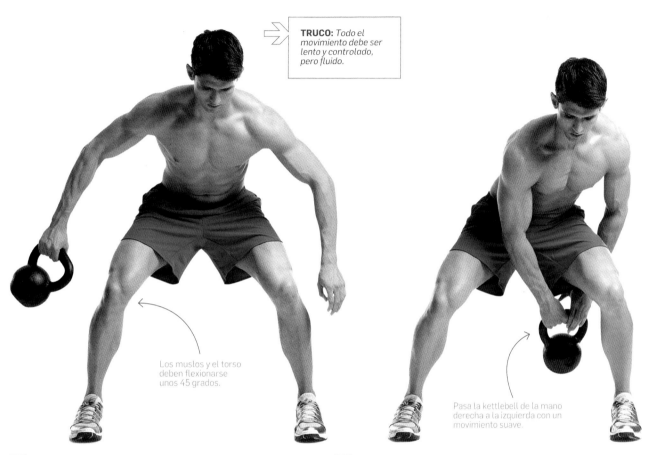

TRUCO: *Todo el movimiento debe ser lento y controlado, pero fluido.*

Los muslos y el torso deben flexionarse unos 45 grados.

Pasa la kettlebell de la mano derecha a la izquierda con un movimiento suave.

A

- De pie, con los pies algo más separados que el ancho de tus caderas, flexiona las rodillas en un cuarto de sentadilla, con la espalda recta y el pecho arriba.
- Coge la kettlebell con la mano derecha y pásala con un movimiento de balanceo por delante de la pierna derecha, entre las piernas y detrás de la pierna izquierda.

REPETICIONES: 10.

B

- Coge la kettlebell con la mano izquierda y pásala alrededor de la pierna izquierda y luego entre las piernas, para cogerla entonces con la mano derecha por detrás de la pantorrilla derecha. Esto es 1 repetición.

Semiincorporación

A

- Túmbate bocarriba en el suelo con las piernas extendidas y sosteniendo la kettlebell en la mano derecha con el brazo estirado por encima del hombro.

Sostén la kettlebell justo por encima del hombro.

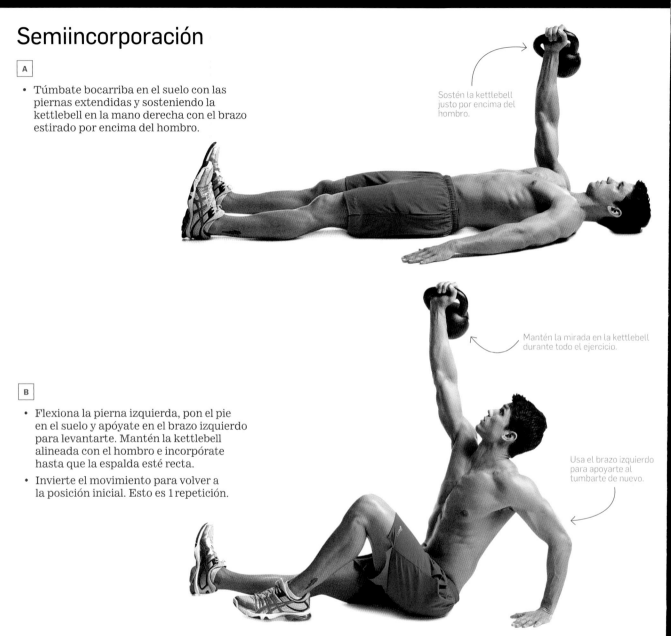

Mantén la mirada en la kettlebell durante todo el ejercicio.

B

- Flexiona la pierna izquierda, pon el pie en el suelo y apóyate en el brazo izquierdo para levantarte. Mantén la kettlebell alineada con el hombro e incorpórate hasta que la espalda esté recta.
- Invierte el movimiento para volver a la posición inicial. Esto es 1 repetición.

Usa el brazo izquierdo para apoyarte al tumbarte de nuevo.

REPETICIONES: Haz 5 y luego repite con el otro lado.

Arranque, pull y press de empuje

Gira la kettlebell hacia abajo al incorporarte y levantarla.

Sube la kettlebell por encima de la cabeza hasta que los brazos estén estirados.

Agáchate con las caderas hacia atrás para ponerte en la postura de arranque.

Aquí puedes flexionar las rodillas para generar más potencia para llevar la kettlebell hacia arriba.

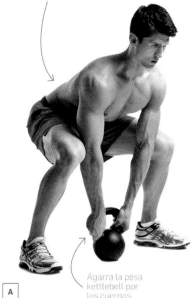

Agarra la pesa kettlebell por los cuernos.

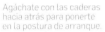

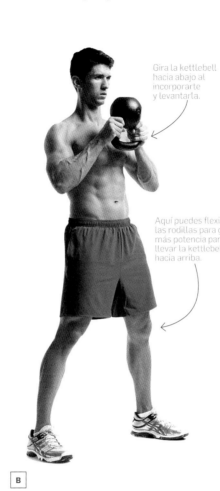

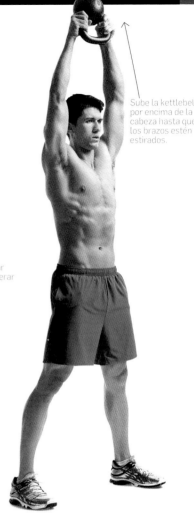

- Coge una kettlebell y colócate de pie con los pies separados a la anchura de tus hombros y abiertos en un ángulo de 45 grados.
- Pon la kettlebell en el suelo entre los pies.

REPETICIONES: 10.

- Incorpórate con energía y flexiona los brazos para llevar la kettlebell hasta el pecho.

- Levanta la kettlebell de golpe verticalmente sobre la cabeza.
- Baja la kettlebell al pecho y luego haz una sentadilla para volver a colocarla hacia arriba en el suelo. Esto es 1 repetición.

Rutina con banda elástica 1

Que no te engañe la frágil apariencia de las bandas elásticas. A pesar de sus bonitos colores y de que no pesan nada, las bandas elásticas someten a los músculos a una tensión constante en una amplia gama de movimientos, obligando a que trabajen zonas que a menudo no se usan con las pesas. Además, puedes comprar bandas y tubos de goma de distintas resistencias para variar los ejercicios. Así contarás con una rutina potente que podrás llevar a cualquier lugar.

Las primeras veces que entrenes con bandas elásticas, puedes sentirte más inestable que con las pesas, pues con estas la resistencia es mayor en la mitad del movimiento y más fácil al comienzo y al final. En cambio, la resistencia de la banda aumenta la dificultad de manera progresiva desde el principio hasta el fin. Concéntrate en realizar los movimientos de manera lenta, suave y controlada.

EMPIEZA POR AQUÍ:

Haz una serie de cada ejercicio en orden, sin descansar entre los ejercicios. Cuando acabes el último, descansa 30 segundos. Luego repite todo el circuito dos veces más.

Flexiones con resistencia

A

- Empieza en la posición de flexiones, con las piernas extendidas detrás de ti y las manos separadas a la anchura de tus hombros.
- Coloca una banda elástica por encima de tus omóplatos bien tensa, sujetando cada extremo bajo las manos.

TRUCO: *Si el movimiento te resulta demasiado fácil, usa una banda más gruesa o añade una segunda banda.*

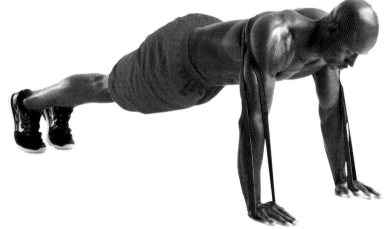

B

- Baja el cuerpo hasta que la parte superior de los brazos esté paralela al suelo y luego vuelve a subir a la posición inicial. Esto es 1 repetición.

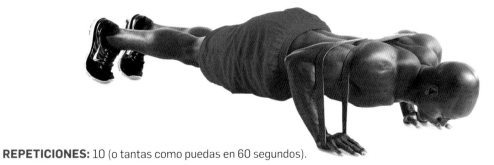

REPETICIONES: 10 (o tantas como puedas en 60 segundos).

Rutina con banda elástica 1

Sentadilla con patada lateral

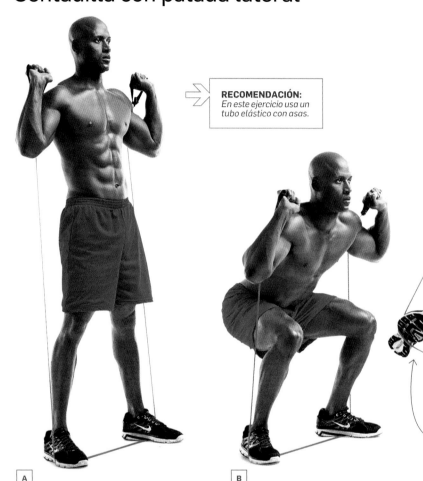

> **RECOMENDACIÓN:** En este ejercicio usa un tubo elástico con asas.

Levanta la pierna lateralmente al subir.

A

- Colócate de pie con los pies separados a la anchura de tus caderas, los abdominales contraídos y una goma bajo los pies. Agarra los extremos y levanta las manos hasta los hombros.

B

- Flexiona las rodillas y las caderas y agáchate como si fueras a sentarte en una silla, manteniendo las rodillas alineadas con los tobillos.

C

- Empuja desde los talones para volver a la posición inicial, levantando inmediatamente la pierna derecha de lado mientras asciendes. Agáchate de nuevo y sube levantando la pierna izquierda. Esto es 1 repetición.

REPETICIONES: De 10 a 12.

Remo sentado

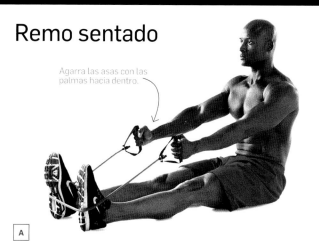

Agarra las asas con las palmas hacia dentro.

A

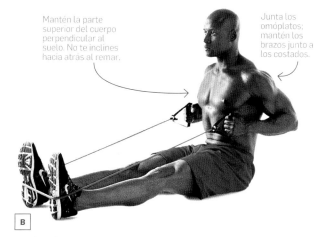

Mantén la parte superior del cuerpo perpendicular al suelo. No te inclines hacia atrás al remar.

Junta los omóplatos; mantén los brazos junto a los costados.

B

- Siéntate en el suelo con las piernas estiradas y pasa la banda elástica bajo los pies. Sostén un extremo en cada mano con los brazos extendidos frente a ti. Mantén la espalda y los hombros rectos.

REPETICIONES: De 10 a 12.

- Con los codos pegados a los costados, tira de la banda hacia los lados del torso, juntando los omóplatos.
- Haz una pausa y luego vuelve lentamente a la posición inicial. Esto es 1 repetición.

Press de la rana

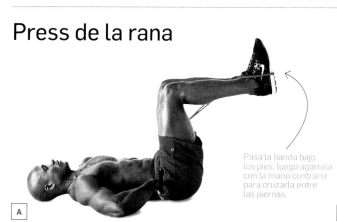

Pasa la banda bajo los pies, luego agárrala con la mano contraria para cruzarla entre las piernas.

A

Contrae el core al extender las piernas.

B

- Túmbate bocarriba, flexiona las caderas y las rodillas 90 grados y pasa la banda alrededor de los pies, cruzándola para formar una X.
- Sostén un extremo en cada mano por encima de las caderas o de los hombros, según la longitud de la banda.

REPETICIONES: De 10 a 12.

- Desde esta posición, contrae el core y lentamente extiende las piernas en el aire delante de ti.
- Haz una pausa y vuelve luego a la posición inicial. No permitas que los pies toquen el suelo. Esto es 1 repetición.

Rutina con banda elástica 2

Para variar, alterna la rutina 1 con este circuito, que pondrá a prueba tu cuerpo. Necesitarás una superbanda, un tubo elástico con asas y anclaje y una banda plana cerrada.

EMPIEZA POR AQUÍ:
Pasa de un ejercicio al siguiente sin descansar. Cuando hayas terminado el último ejercicio, descansa 30 segundos. Luego repite todo el circuito dos veces más.

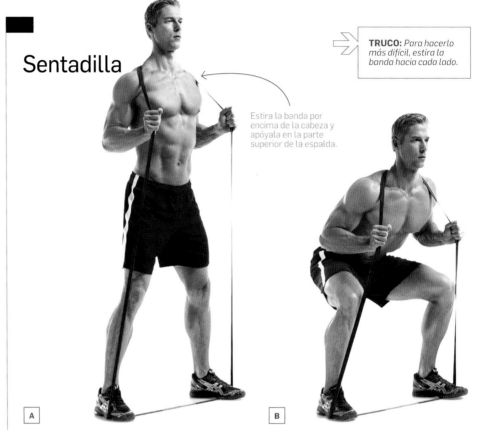

Sentadilla

Estira la banda por encima de la cabeza y apóyala en la parte superior de la espalda.

TRUCO: *Para hacerlo más difícil, estira la banda hacia cada lado.*

A
- Con los pies separados a la anchura de tus hombros, pisa una superbanda.
- Estira la banda para pasarla sobre la cabeza y colócala sobre los hombros y la espalda.

REPETICIONES: De 10 a 12.

B
- Agáchate llevando las caderas hacia atrás y bajando el cuerpo hasta que los muslos estén casi paralelos al suelo.
- Vuelve a la posición inicial.

Vuelo de pie

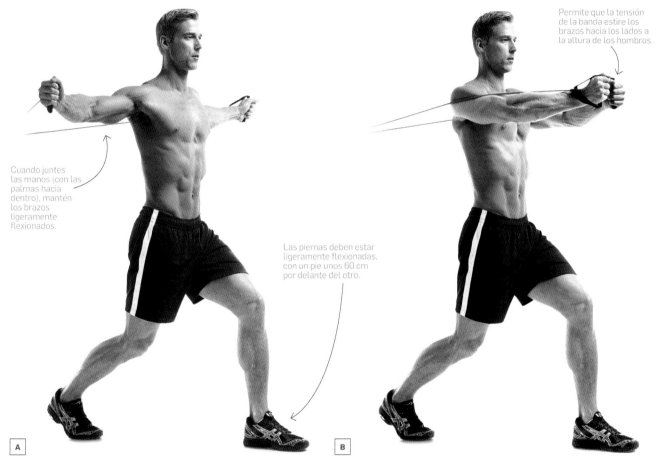

Permite que la tensión de la banda estire los brazos hacia los lados a la altura de los hombros.

Cuando juntes las manos (con las palmas hacia dentro), mantén los brazos ligeramente flexionados.

Las piernas deben estar ligeramente flexionadas, con un pie unos 60 cm por delante del otro.

A

- Usa un anclaje de tubo elástico para fijar una goma en una puerta.
- Ponte de espaldas a la puerta y agarra las asas, extiende los brazos hacia los lados a la altura de los hombros, sin hiperextender los codos.
- Da un paso adelante hasta que la banda esté tensa.
- Quédate en la posición de dar un paso con los brazos ligeramente flexionados.

REPETICIONES: De 10 a 12.

B

- Sin cambiar el ángulo de los codos, tira de la banda para juntar las manos delante del cuerpo.
- Vuelve a la posición inicial.

Crunch con resistencia

- Fija un tubo elástico a la bisagra inferior de una puerta mediante un anclaje.
- Túmbate bocarriba en el suelo con la cabeza hacia la puerta, las rodillas flexionadas y los pies planos sobre el suelo.
- Agarra las asas de los tubos con las palmas hacia dentro. Flexiona los brazos en ángulo recto, con la parte superior perpendicular al suelo. Aléjate de la pared hasta que la banda esté tensa.

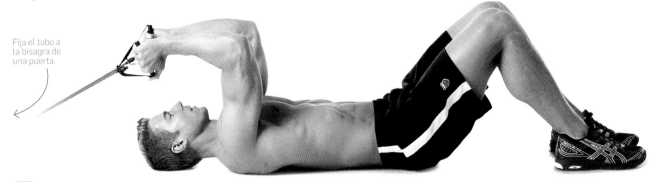

Fija el tubo a la bisagra de una puerta.

B

- Contrae los abdominales y levanta el torso lo más arriba que puedas sin cambiar la posición de los brazos.
- Desciende a la posición inicial y repite.
- Realiza el ejercicio lo más rápidamente posible.

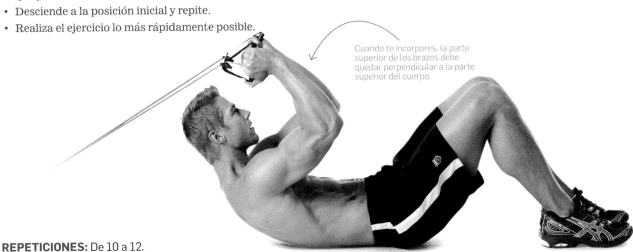

Cuando te incorpores, la parte superior de los brazos debe quedar perpendicular a la parte superior del cuerpo.

REPETICIONES: De 10 a 12.

Pasos laterales

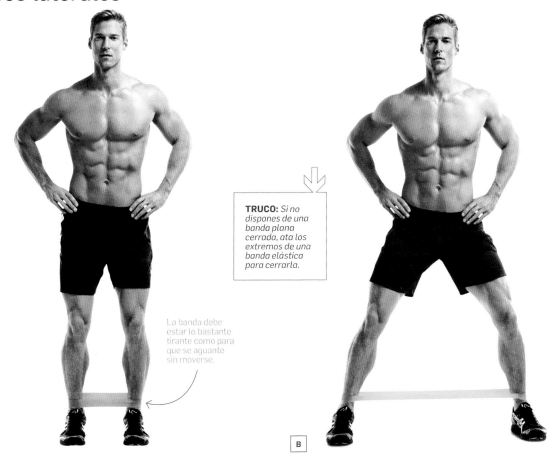

TRUCO: *Si no dispones de una banda plana cerrada, ata los extremos de una banda elástica para cerrarla.*

La banda debe estar lo bastante tirante como para que se aguante sin moverse.

A

- Pasa una banda plana cerrada alrededor de los pies y separa las piernas a la anchura de tus caderas.
- Coloca la banda justo por encima de los tobillos.
- Colócate de pie bien erguido con las manos en las caderas.

B

- Manteniendo las rodillas ligeramente dobladas y la espalda recta, da un paso bien grande con el pie derecho hacia la derecha.
- Luego da un paso a la derecha con el pie izquierdo, dejando entre los pies de nuevo la misma distancia que el ancho de tus caderas y manteniendo tensa la banda.
- Luego da otro paso grande con el pie izquierdo hacia la izquierda, seguido de otro paso con el pie derecho hacia la izquierda. Esto constituye 1 repetición.

REPETICIONES: De 10 a 12.

Rutina con balón medicinal 1

Puede que el balón medicinal sea el elemento más funcional del material para entrenar, ya que permite realizar movimientos de brazos, piernas y core que reproducen los de la natación, el tenis y otros deportes. Lanzar y recoger estos pesados balones también estimula tu sistema nervioso central. Antiguamente eran de cuero y se rellenaban de arena. En la actualidad se fabrican en materiales mucho más resistentes parecidos al caucho. Los encontrarás en diversos tamaños y colores.

Las dos siguientes rutinas están inspiradas en los programas de fuerza y acondicionamiento físico que utilizan los atletas de la Universidad de Carolina del Norte (EE.UU.).

EMPIEZA POR AQUÍ: Haz una serie de cada ejercicio y pasa al siguiente sin descansar. Tras acabar el circuito, reposa 60 segundos y repite dos veces, hasta un total de tres circuitos.

El leñador

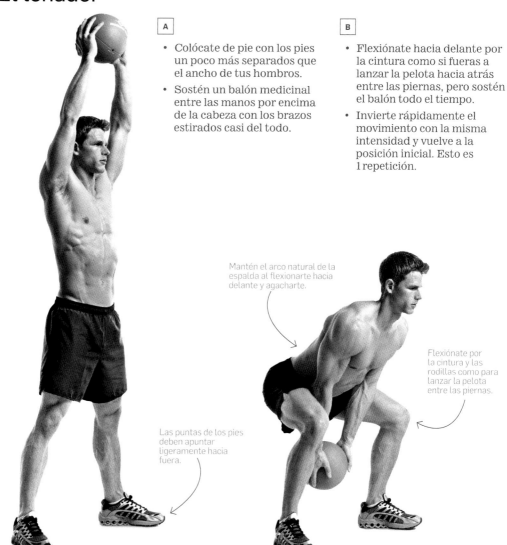

A
- Colócate de pie con los pies un poco más separados que el ancho de tus hombros.
- Sostén un balón medicinal entre las manos por encima de la cabeza con los brazos estirados casi del todo.

B
- Flexiónate hacia delante por la cintura como si fueras a lanzar la pelota hacia atrás entre las piernas, pero sostén el balón todo el tiempo.
- Invierte rápidamente el movimiento con la misma intensidad y vuelve a la posición inicial. Esto es 1 repetición.

Mantén el arco natural de la espalda al flexionarte hacia delante y agacharte.

Flexiónate por la cintura y las rodillas como para lanzar la pelota entre las piernas.

Las puntas de los pies deben apuntar ligeramente hacia fuera.

REPETICIONES: De 15 a 20.

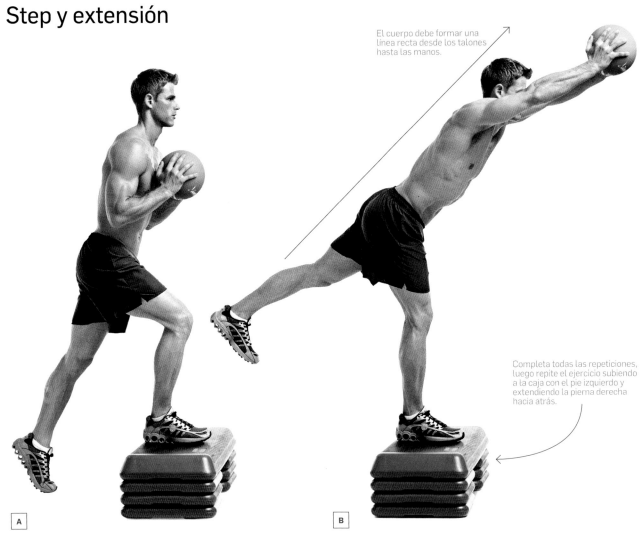

Rutina con balón medicinal 1

Step y extensión

El cuerpo debe formar una línea recta desde los talones hasta las manos.

Completa todas las repeticiones, luego repite el ejercicio subiendo a la caja con el pie izquierdo y extendiendo la pierna derecha hacia atrás.

A

- Colócate de pie a unos 30 cm de una caja o step firme, sosteniendo un balón medicinal a la altura del pecho frente a ti.
- Sube a la caja con el pie derecho.

REPETICIONES: De 10 a 12 con cada pierna.

B

- Lleva la pelota por encima de la cabeza a la vez que estiras la pierna derecha, flexionándote ligeramente por la cintura y extendiendo la pierna izquierda por detrás de ti.
- Haz una pausa y baja al suelo invirtiendo el movimiento. Haz todas las repeticiones y cambia de pierna.

Círculos grandes

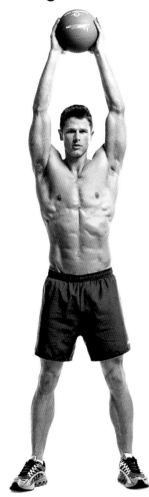

A

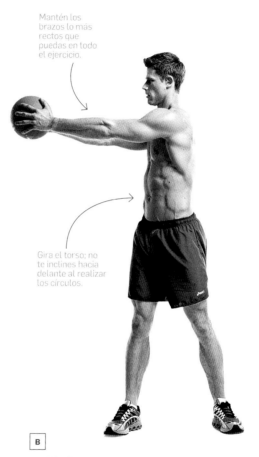

Mantén los brazos lo más rectos que puedas en todo el ejercicio.

Gira el torso; no te inclines hacia delante al realizar los círculos.

B

- Colócate de pie con los pies separados a la anchura de tus hombros y las rodillas ligeramente dobladas, y sostén la pelota con los brazos extendidos por encima de la cabeza.

REPETICIONES: 10 en cada dirección.

- Sin flexionar los codos, rota los brazos en el sentido de las agujas del reloj, describiendo círculos grandes con la pelota delante del cuerpo.
- Tras acabar todas las repeticiones, repite realizando los círculos en el sentido contrario.

Sentadilla y press

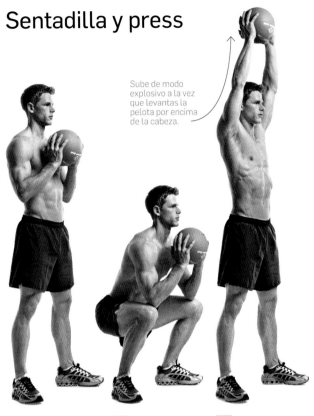

Sube de modo explosivo a la vez que levantas la pelota por encima de la cabeza.

A
- De pie, con los pies algo más separados que el ancho de tus hombros, sostén la pelota junto al pecho con las dos manos.

B
- Lleva las caderas hacia atrás, flexiona las rodillas y baja el cuerpo hasta que la parte superior de los muslos esté casi paralela al suelo.

C
- Impulsándote desde los talones, ponte de pie a la vez que levantas la pelota por encima de la cabeza.
- Vuelve a la posición inicial. Esto es 1 repetición.

REPETICIONES: De 15 a 20.

Giro ruso de pie

A
- Sostén la pelota con las dos manos delante del pecho y los brazos extendidos y paralelos al suelo.
- Sin bajar los brazos, pivota sobre el pie derecho y rota la pelota y el torso todo lo que puedas hacia la izquierda.

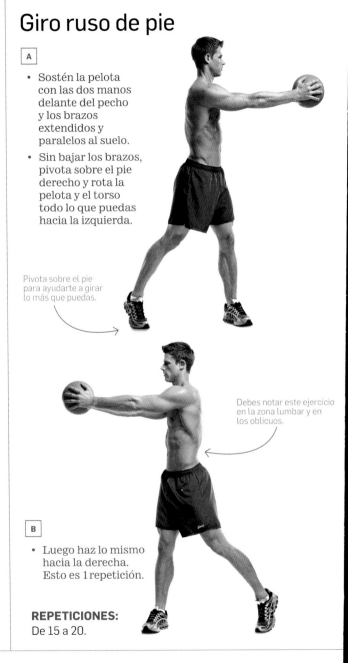

Pivota sobre el pie para ayudarte a girar lo más que puedas.

Debes notar este ejercicio en la zona lumbar y en los oblicuos.

B
- Luego haz lo mismo hacia la derecha. Esto es 1 repetición.

REPETICIONES: De 15 a 20.

Crunches circulares

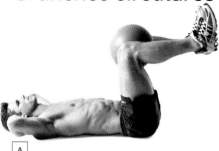

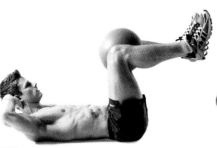

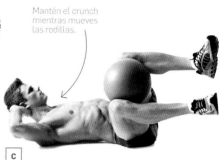

Mantén el crunch mientras mueves las rodillas.

A

B

C

- Aprieta una pelota entre las rodillas y túmbate de espaldas con las piernas flexionadas, de modo que los muslos estén perpendiculares al suelo y los gemelos, paralelos.
- Pon las manos detrás de la cabeza, con los codos hacia los lados.

- Contrae los abdominales y eleva la parte superior de la espalda, los hombros y la cabeza formando un ángulo de unos 30 grados respecto al suelo.

- Describe lentamente un círculo con las rodillas hacia la derecha. Repite hasta realizar media serie (5 círculos).
- Haz una pausa. Luego mueve las rodillas trazando 5 círculos hacia la izquierda.

REPETICIONES: 10 (5 hacia la derecha, 5 hacia la izquierda).

Abdominales

A

B

- Coge el balón medicinal con las dos manos y túmbate de espaldas. Flexiona las rodillas, apoya los pies planos en el suelo y sostén el balón junto al pecho.

- Haz el clásico ejercicio abdominal elevando el torso hasta sentarte.
- Baja a la posición inicial. Esto es 1 repetición.

El peso del balón medicinal añade resistencia al ejercicio.

TRUCO: *Si entrenas con alguien, podéis sentaros uno frente a otro y pasaros la pelota cada vez que subís.*

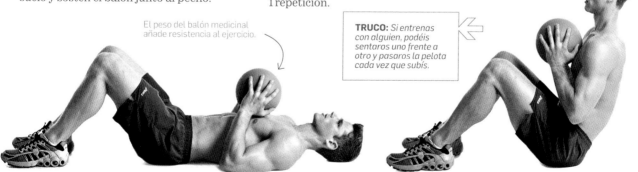

REPETICIONES: De 15 a 20.

239

Te ofrecemos otra rutina con balón medicinal para que puedas ir variando. Si te gustan las posibilidades que proporciona, hazte con balones de distintos pesos.

EMPIEZA POR AQUÍ:
Realiza todos los ejercicios uno detrás de otro sin descansar. Luego descansa 60 segundos y repite el circuito dos veces más, hasta un total de tres circuitos.

Sol naciente y poniente

A

- Sostén un balón medicinal por encima de la cabeza. De pie, con las piernas bien abiertas y las puntas de los pies hacia fuera en un ángulo de 45 grados,

B

- Flexiona la rodilla derecha y los codos para bajar la pelota por encima del muslo derecho a la vez que te agachas en esa dirección. La pierna izquierda debe permanecer extendida todo el tiempo.
- Date un impulso con la pierna derecha sin mover el pie para volver a la posición inicial.
- Inmediatamente repite el movimiento hacia el otro lado. Esto es 1 repetición.

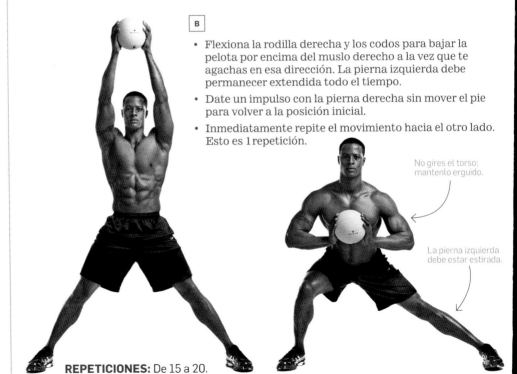

No gires el torso; mantenlo erguido.

La pierna izquierda debe estar estirada.

REPETICIONES: De 15 a 20.

Zancada

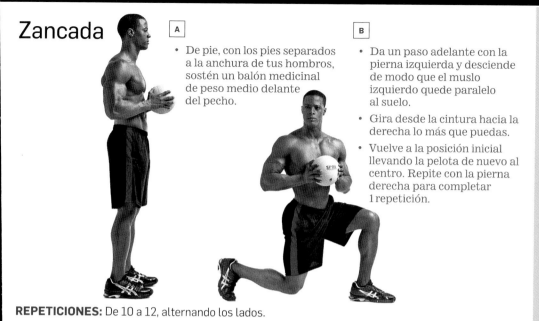

A

- De pie, con los pies separados a la anchura de tus hombros, sostén un balón medicinal de peso medio delante del pecho.

B

- Da un paso adelante con la pierna izquierda y desciende de modo que el muslo izquierdo quede paralelo al suelo.
- Gira desde la cintura hacia la derecha lo más que puedas.
- Vuelve a la posición inicial llevando la pelota de nuevo al centro. Repite con la pierna derecha para completar 1 repetición.

REPETICIONES: De 10 a 12, alternando los lados.

Tocar la punta de los pies

A

- Coge la pelota, túmbate de espaldas y levanta las piernas rectas hasta que estén perpendiculares al suelo. Sostén el balón detrás de la cabeza con los brazos rectos.

B

- Sin mover las piernas ni doblar los codos, levanta los brazos y el torso a la vez hasta que el balón toque la punta de los pies.
- Vuelve a la posición inicial. Esto es 1 repetición.

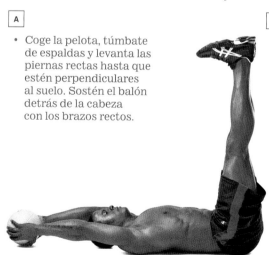

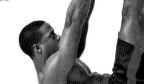

REPETICIONES: De 10 a 20.

ZANCADA PERFECTA

Cuando un ejercicio forma parte de tu entrenamiento habitual, es esencial cuidar la forma. Un ejercicio que muchos realizamos de modo incorrecto es la zancada. A veces nos inclinamos hacia delante, haciendo que se levante el talón delantero. Puedes evitarlo dando un paso más corto, dice Gray Cook, autor de *Athletic Body in Balance*. Cuanto más juntos están los pies, más debe trabajar el core para estabilizar el cuerpo. «Al hacer la zancada, procura que el torso se mueva solo hacia arriba y hacia abajo y no hacia delante», comenta Craig Rasmussen, entrenador de fitness de *Results Fitness*, en Santa Clarita, California. Así el peso se equilibra con el pie delantero, permitiendo que presiones con el talón en el suelo para tonificar más músculos del tren inferior.

Lanzamiento inclinado

A

* Ajusta la inclinación de un banco en un ángulo de 45 grados. Túmbate con la cabeza hacia el suelo y engancha los pies en la barra de sujeción acolchada. Sostén un balón medicinal junto al pecho.

B

* Al elevarte, lanza el balón hacia lo alto verticalmente.
* Recógelo al llegar arriba y luego desciende y repite.

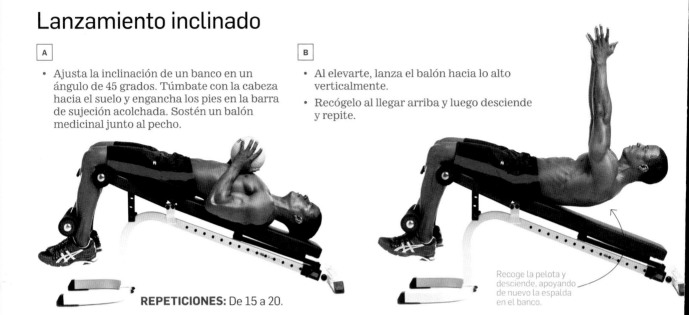

Recoge la pelota y desciende, apoyando de nuevo la espalda en el banco.

REPETICIONES: De 15 a 20.

Crunch con flexión de pierna

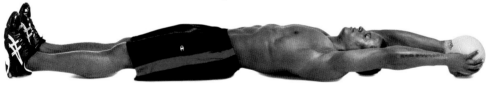

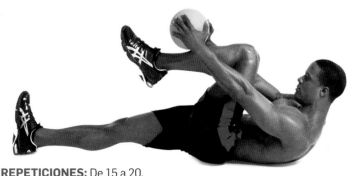

A

* Túmbate de espaldas con las piernas rectas. Con las dos manos, aguanta el balón por detrás de la cabeza, rozando el suelo.

B

* Eleva los brazos y los hombros a la vez que flexionas la pierna izquierda hacia el pecho, llevando la pelota por encima de la rodilla hacia el pie. Invierte el movimiento.
* Repite con la rodilla derecha. Esto es 1 repetición.

REPETICIONES: De 15 a 20.

Sentadilla con giro

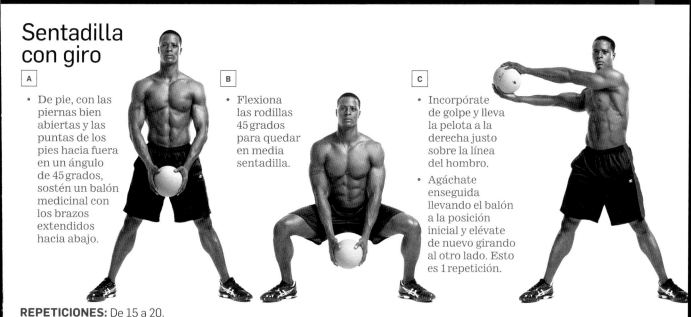

A

- De pie, con las piernas bien abiertas y las puntas de los pies hacia fuera en un ángulo de 45 grados, sostén un balón medicinal con los brazos extendidos hacia abajo.

B

- Flexiona las rodillas 45 grados para quedar en media sentadilla.

C

- Incorpórate de golpe y lleva la pelota a la derecha justo sobre la línea del hombro.
- Agáchate enseguida llevando el balón a la posición inicial y elévate de nuevo girando al otro lado. Esto es 1 repetición.

REPETICIONES: De 15 a 20.

La oruga

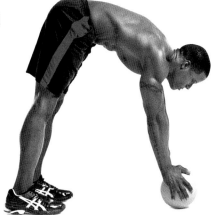

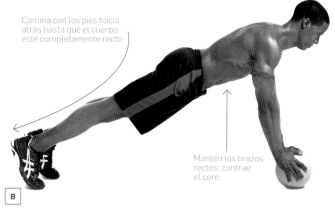

Camina con los pies hacia atrás hasta que el cuerpo esté completamente recto.

Mantén los brazos rectos; contrae el core.

A

- De pie, con los pies separados a la anchura de tus hombros, inclínate hacia delante, flexionando las rodillas ligeramente, y apoya las manos sobre un balón medicinal en el suelo.

REPETICIONES: 10.

B

- Camina despacio con los pies (unos cuantos centímetros cada paso) para alejarlos de las manos, hasta que el cuerpo esté alineado desde la cabeza hasta los talones.
- Mantén la postura 1 segundo y vuelve caminando a la posición inicial. Esto es 1 repetición.

Rutina con fitball 1

Estas enormes pelotas inflables son ideales para los abdominales. Gracias a que ruedan y se balancean, potencian la eficacia de los crunches y otros ejercicios para el core, pues obligan a los músculos a trabajar más. De hecho, los ejercicios con fitball funcionan mejor que cualquier abdominal típico. En un estudio de la Universidad Estatal de California realizado en hombres y mujeres, se vio que las flexiones sobre fitball trabajan los abdominales y los oblicuos tanto como los ejercicios abdominales clásicos, y además tonifican el pecho, los hombros, y los brazos.

Utiliza balones a tu medida, ni demasiado pequeños ni demasiado grandes. Como norma, al sentarte encima, las caderas y las piernas deben formar un ángulo de 90 grados. A continuación encontrarás dos rutinas con fitball que harán trabajar a tu core como nunca lo había hecho antes.

EMPIEZA POR AQUÍ: Pasa de un ejercicio al siguiente sin descansar. Cuando acabes el último ejercicio del circuito, haz una pausa de 60 segundos y luego realiza el circuito de nuevo.

Rodamiento

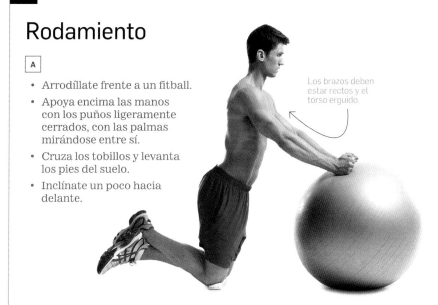

A

- Arrodíllate frente a un fitball.
- Apoya encima las manos con los puños ligeramente cerrados, con las palmas mirándose entre sí.
- Cruza los tobillos y levanta los pies del suelo.
- Inclínate un poco hacia delante.

Los brazos deben estar rectos y el torso erguido.

B

- Bascula sobre las rodillas, inclínate hacia delante y haz rodar los antebrazos sobre la pelota mientras extiendes las caderas.
- Detente cuando el cuerpo forme una diagonal desde los hombros a las rodillas.
- Contrae los abdominales y lleva la pelota a la posición inicial.

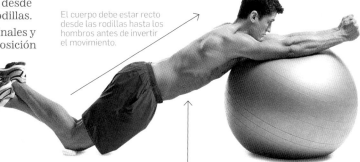

El cuerpo debe estar recto desde las rodillas hasta los hombros antes de invertir el movimiento.

Céntrate en los abdominales al retroceder hasta la posición erguida.

REPETICIONES: De 10 a 15.

245

La montaña

- Tiéndete bocabajo sobre un fitball con las dos manos en el suelo.
- Camina con las manos de modo que la pelota ruede bajo el cuerpo hasta quedar debajo de las espinillas.
- Las manos deben estar justo bajo los hombros, como si fueras a hacer una flexión.
- El cuerpo debe formar una línea recta desde los talones a la cabeza.

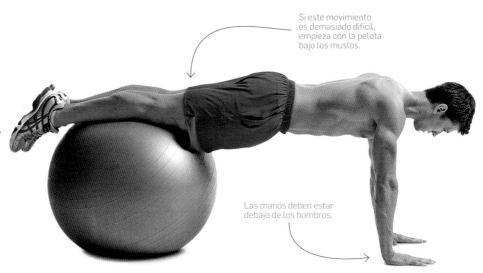

Si este movimiento es demasiado difícil, empieza con la pelota bajo los muslos.

Las manos deben estar debajo de los hombros.

- Manteniendo las piernas rectas, tensa los abdominales, espira y levanta las caderas hacia el techo a la vez que llevas la pelota hacia las manos tanto como puedas, de manera cómoda.
- Mantén la postura un segundo. Luego baja a la posición inicial.

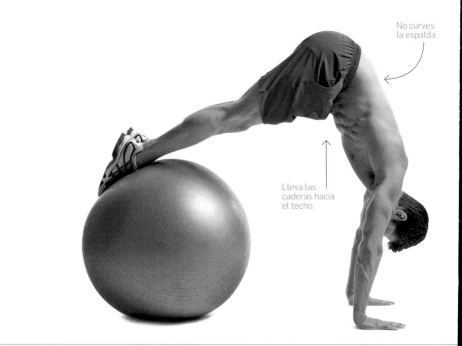

No curves la espalda.

Lleva las caderas hacia el techo.

REPETICIONES: 10.

El esquiador

A

- Tiéndete bocabajo sobre un fitball con las dos manos en el suelo.
- Camina con las manos de modo que la pelota ruede bajo el cuerpo, hasta que quede por debajo de las espinillas.
- Separa las manos algo más que el ancho de tus hombros.

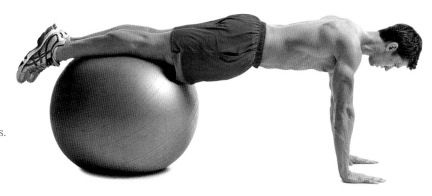

B

- Flexiona las rodillas, llevándolas hacia delante hasta que los pies estén encima de la pelota y las caderas apunten hacia el techo.

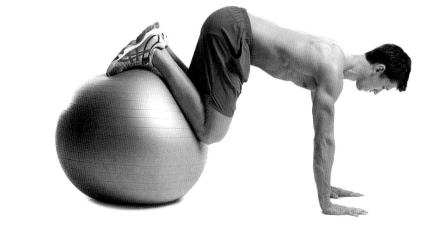

C

- Lentamente baja las caderas hacia la izquierda y las rodillas hacia la derecha, de modo que la pelota ruede a la derecha. Enseguida lleva las caderas a la posición inicial y bájalas hacia la derecha. Esto es 1 repetición.
- Cuando ganes soltura con el movimiento, hazlo un poco más deprisa.

REPETICIONES: De 10 a 15.

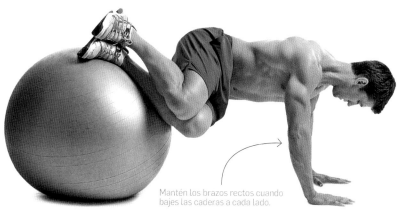

Mantén los brazos rectos cuando bajes las caderas a cada lado.

Levantamiento lateral hacia atrás

Deja que los brazos cuelguen rectos desde los hombros.

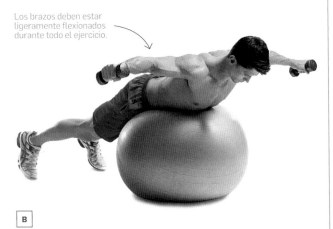

A

Debes apoyarte en el fitball desde las caderas hasta justo debajo del pecho.

- Tiéndete bocabajo sobre un fitball y sostén un par de mancuernas ligeras (no más de 2,5 kilos) con los brazos colgando hacia el suelo y las palmas hacia dentro.

Los brazos deben estar ligeramente flexionados durante todo el ejercicio.

B

- Levanta los brazos hacia atrás hasta que estén alineados con el cuerpo, juntando los omóplatos.
- Mantén la postura 2-3 segundos y baja las pesas.

REPETICIONES: De 10 a 15.

Flexiones declinadas

La inestabilidad de la pelota obliga al core a trabajar más duro en estas flexiones.

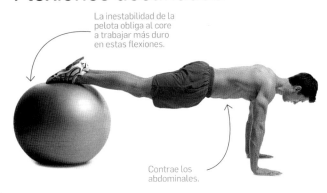

Contrae los abdominales.

A

- Tiéndete bocabajo sobre un fitball con las dos manos en el suelo.
- Camina con las manos de modo que la pelota ruede bajo el cuerpo hasta que quede debajo de las espinillas.
- Las manos deben estar justo bajo los hombros, como si te preparases para hacer flexiones.

La cabeza debe mantenerse en la misma posición desde el principio hasta el fin.

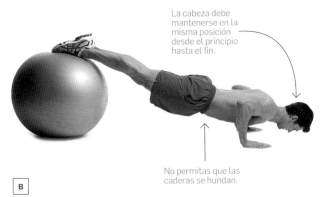

No permitas que las caderas se hundan.

B

- Manteniendo el torso recto y los abdominales contraídos, dobla los codos y baja el pecho al suelo.
- Cuando la parte superior de los brazos esté paralela al suelo, haz una pausa. Vuelve a la posición inicial.

REPETICIONES: De 10 a 15.

Curl de pierna

TRUCO: *Para que el ejercicio resulte más difícil, hazlo con una pierna cada vez.*

Levanta las caderas de modo que el cuerpo forme una línea recta desde los tobillos hasta los hombros.

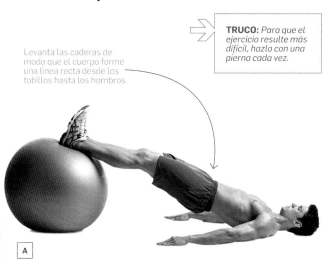

A

- Túmbate en el suelo con los brazos a los costados y apoya los talones en la pelota.
- Elévate de modo que las caderas queden en el aire y el torso forme una línea recta.

Contrae los glúteos a la vez que flexionas las rodillas.

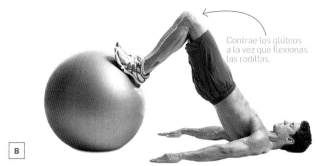

B

- A continuación, trae la pelota hacia ti, contrayendo los isquiotibiales, y luego aléjala de nuevo sin bajar las caderas.

REPETICIONES: De 10 a 15.

Zancada con estiramiento

Apoya el empeine del pie sobre un fitball detrás de ti.

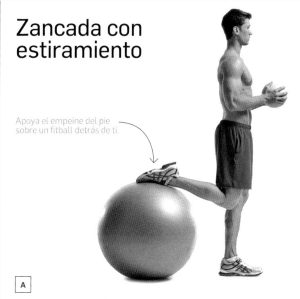

A

- Sostén un balón medicinal entre las manos.
- Pon el empeine del pie derecho sobre un fitball. Mantén el pie izquierdo plano en el suelo.

Estira sobre todo las caderas y los cuádriceps.

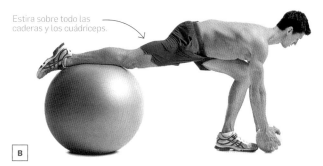

B

- Flexiona la pierna izquierda y baja las caderas.
- Estira la pierna derecha detrás de ti y flexiónate hacia delante para llevar el balón al suelo.
- Vuelve a la posición inicial y haz todas las repeticiones. Luego realiza el movimiento con la pierna izquierda sobre la pelota.

REPETICIONES: De 8 a 10 con cada pierna.

Puedes hacer un montón de movimientos diferentes sobre un fitball. Aquí tienes algunos que trabajan el core, las caderas y las piernas. Alterna la rutinas 1 y 2 a lo largo de la semana.

EMPIEZA POR AQUÍ: Pasa de un ejercicio al siguiente sin descansar. Cuando acabes el último ejercicio, tómate un respiro de 60 segundos y luego realiza el circuito de nuevo.

Crunch con fitball

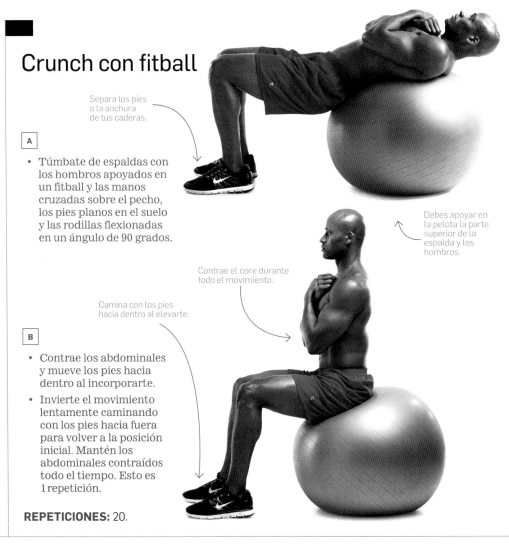

Separa los pies a la anchura de tus caderas.

A

- Túmbate de espaldas con los hombros apoyados en un fitball y las manos cruzadas sobre el pecho, los pies planos en el suelo y las rodillas flexionadas en un ángulo de 90 grados.

Debes apoyar en la pelota la parte superior de la espalda y los hombros.

Contrae el core durante todo el movimiento.

Camina con los pies hacia dentro al elevarte.

B

- Contrae los abdominales y mueve los pies hacia dentro al incorporarte.
- Invierte el movimiento lentamente caminando con los pies hacia fuera para volver a la posición inicial. Mantén los abdominales contraídos todo el tiempo. Esto es 1 repetición.

REPETICIONES: 20.

Caminata sobre las manos

RECOMENDACIÓN: *Intenta caminar lo más lejos que puedas; cuanto más distancia recorras, más difícil será.*

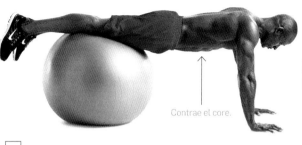

Contrae el core.

A

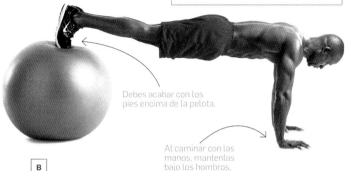

Debes acabar con los pies encima de la pelota.

Al caminar con las manos, mantenlas bajo los hombros.

B

- Tiéndete bocabajo con el torso sobre la pelota. Pon las manos en el suelo, eleva las piernas y camina con las manos hasta que los muslos se apoyen en la pelota.

REPETICIONES: De 10 a 15.

- Aprieta los glúteos y camina hasta la posición de plancha, apoyando solo los pies en la pelota.
- Tensa los abdominales para equilibrar el cuerpo.
- Mantén la postura 5 segundos y regresa con las manos a la posición inicial. Esto es 1 repetición.

Elevación de pierna

Levanta la pierna hasta que quede al menos paralela al suelo.

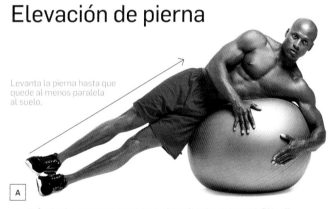

El costado debe formar una línea recta desde los tobillos hasta los hombros.

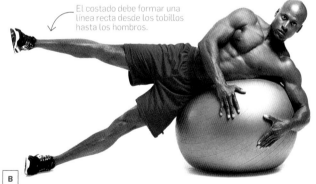

A

B

- Túmbate apoyando el lado izquierdo sobre el fitball, con las piernas extendidas y los pies uno encima de otro.
- Pon la mano izquierda en algún lugar cómodo sobre la pelota y levanta las caderas de modo que el cuerpo forme una línea recta.

- Manteniendo el cuerpo en esta posición, levanta despacio la pierna derecha. Haz una pausa y vuelve lentamente a la posición inicial.

REPETICIONES: Todas las que puedas en 60 segundos; luego repite con el otro lado.

Combinación de remo

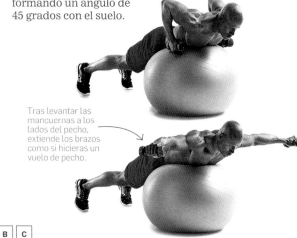

A

- Tiéndete bocabajo en un fitball y sostén un par de mancuernas ligeras (no más de 2,5 kilos), con los pulgares hacia arriba y los brazos hacia delante formando un ángulo de 45 grados con el suelo.

Tras levantar las mancuernas a los lados del pecho, extiende los brazos como si hicieras un vuelo de pecho.

B **C**

- Levanta las pesas hacia el pecho y luego hacia los lados.

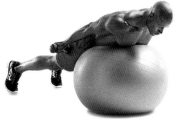

D

- Lleva las pesas atrás, a cada lado del trasero.
- Vuelve a traer las pesas a la posición inicial. Esto es 1 repetición.

REPETICIONES: De 10 a 15.

La navaja

TRUCO: *Para hacerlo más difícil, realiza el ejercicio con las manos en un step o un banco.*

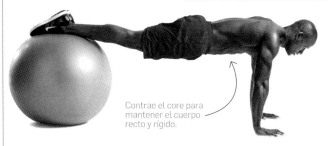

Contrae el core para mantener el cuerpo recto y rígido.

A

- Tiéndete bocabajo sobre un fitball con las dos manos en el suelo.
- Camina con las manos permitiendo que la pelota ruede bajo tu cuerpo hasta quedar debajo de las espinillas.
- Las manos deben estar justo bajo los hombros, como si fueras a hacer flexiones.

Mantén la espalda plana.

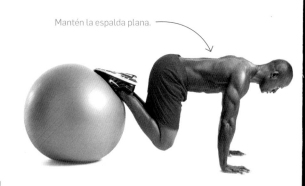

B

- Tensa los abdominales y flexiona las rodillas, llevándolas hacia delante, acercándolas al torso junto a la pelota. Mantén la postura un segundo.
- Extiende las piernas y regresa a la posición inicial.

REPETICIONES: De 10 a 15.

Puente levantando una pierna

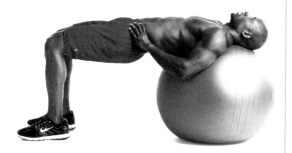

A

- Túmbate bocarriba sobre un fitball con las piernas flexionadas, las caderas elevadas y los pies planos sobre el suelo, como una mesa.
- Extiende los brazos hacia los lados y hacia el suelo.
- Camina con los pies hasta quedar en equilibrio apoyado sobre la pelota entre los omóplatos.
- Junta los pies y mantén los muslos paralelos.

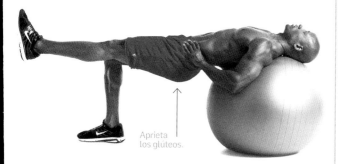

Aprieta los glúteos.

B

- Contrae los glúteos y eleva lentamente el pie izquierdo, extendiendo la pierna.
- Mantén la postura mientras cuentas hasta 10. Repite con la otra pierna.

REPETICIONES: De 5 a 6, alternando las piernas.

Bicicleta en equilibrio

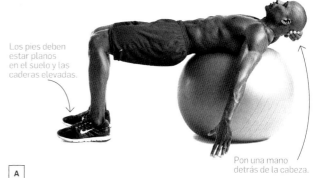

Los pies deben estar planos en el suelo y las caderas elevadas.

Pon una mano detrás de la cabeza.

A

- Túmbate bocarriba en un fitball con las piernas flexionadas y los pies planos sobre el suelo.
- Pon la mano derecha detrás de la cabeza y extiende el brazo izquierdo hacia el lado y hacia abajo, apoyando las puntas de los dedos en el suelo para mantener el equilibrio.

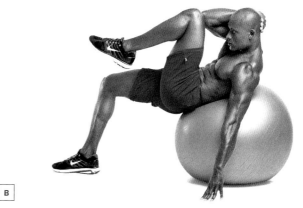

B

- Contrae los abdominales y lleva a la vez el hombro derecho hacia arriba y hacia la izquierda acercando la pierna izquierda hacia el codo derecho. Vuelve a la posición inicial.

REPETICIONES: 10, y luego cambia de lado.

Rutina con saco de arena 1

Las salas de pesas donde entrenan los jugadores de fútbol americano están dotadas de los equipamientos de fitness más modernos. Pero fuera de temporada, los jugadores no están en esas instalaciones con aire acondicionado, sino al aire libre, a pleno sol cargando y arrastrando sacos de arena. Con estos sacos es casi imposible adoptar un patrón de levantamiento como con los pesos libres y las máquinas, ya que cambian de forma continuamente. Por eso, cada entrenamiento es un reto.

Las dos siguientes rutinas prepararán tus músculos para tareas de la vida real en las que el peso no está bien distribuido como en una pesa. Son rutinas para todo el cuerpo centradas en los músculos de los abdominales y de la espalda. ¿Preparado?

EMPIEZA POR AQUÍ: Haz estos ejercicios como un circuito, realizando uno tras otro sin parar. Descansa 90-120 segundos entre los circuitos. Completa tres circuitos.

Carga con rotación

A

- Colócate de pie con los pies separados a la anchura de tus hombros y tu costado izquierdo frente a una superficie de trabajo (no se ve en la figura) o una repisa firme que quede a la altura de las caderas.
- Pon el saco de arena en el suelo a la derecha del pie derecho.
- Agáchate extendiendo las dos manos para agarrar el saco por los lados más cortos.

B

- Levanta el saco en diagonal por delante del cuerpo a la vez que extiendes las piernas y giras el tronco hacia la izquierda para depositar el saco en la repisa.
- Sin soltar el saco, apóyalo 1 segundo o simplemente mantenlo en el aire e invierte el movimiento, bajando el saco a la posición inicial.

> **TRUCO:** *Este ejercicio imita el movimiento de cargar balas de paja o sacos de tierra en la plataforma de una camioneta. Hazlo rápido, usando las piernas para levantar el saco y mantén el core contraído para no lesionarte.*

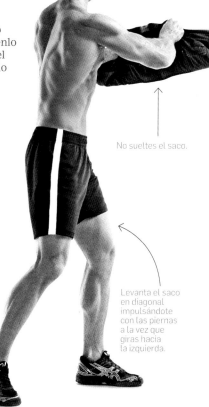

No sueltes el saco.

Levanta el saco en diagonal impulsándote con las piernas a la vez que giras hacia la izquierda.

REPETICIONES: 10; luego repite con el saco en el lado externo del pie izquierdo.

255

Rutina con saco de arena 1

Carga con press

A

- Agáchate por encima de un saco de arena con los pies separados a la anchura de tus hombros.
- Coge el saco por los lados más cortos, encoge los hombros y levántate apoyándote en las puntas de los pies para subir el saco hasta el pecho.

B

- Cuando el saco esté a la altura del pecho, flexiona las rodillas, gira los antebrazos por debajo y flexiona las muñecas como para «recogerlo» con la parte delantera de los hombros.

C

- Extiende las rodillas de manera explosiva y levanta el saco por encima de la cabeza.
- Bájalo hasta los hombros, invierte el movimiento de los brazos y las muñecas y llévalo hasta el suelo.

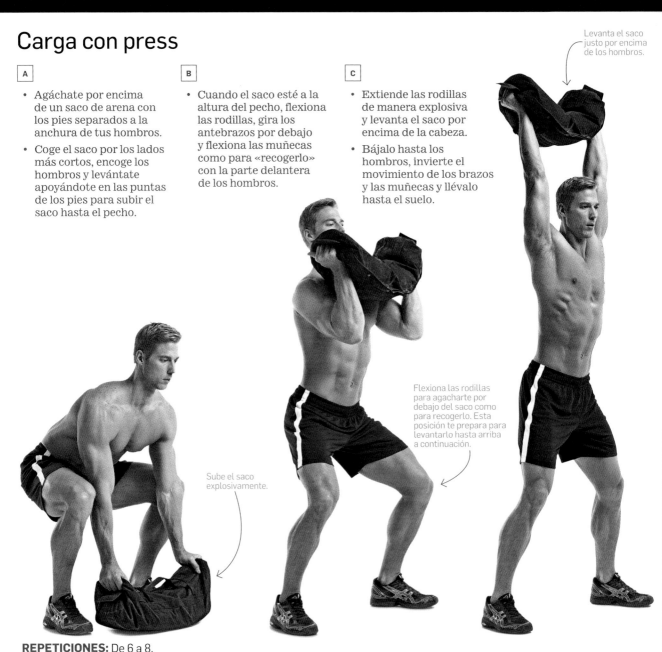

Levanta el saco justo por encima de los hombros.

Flexiona las rodillas para agacharte por debajo del saco como para recogerlo. Esta posición te prepara para levantarlo hasta arriba a continuación.

Sube el saco explosivamente.

REPETICIONES: De 6 a 8.

Zancada caminando

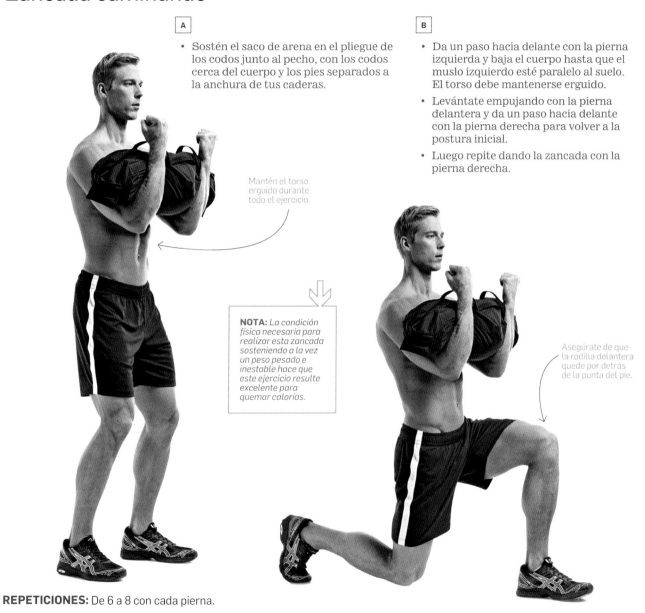

A

- Sostén el saco de arena en el pliegue de los codos junto al pecho, con los codos cerca del cuerpo y los pies separados a la anchura de tus caderas.

Mantén el torso erguido durante todo el ejercicio.

NOTA: *La condición física necesaria para realizar esta zancada sosteniendo a la vez un peso pesado e inestable hace que este ejercicio resulte excelente para quemar calorías.*

B

- Da un paso hacia delante con la pierna izquierda y baja el cuerpo hasta que el muslo izquierdo esté paralelo al suelo. El torso debe mantenerse erguido.
- Levántate empujando con la pierna delantera y da un paso hacia delante con la pierna derecha para volver a la postura inicial.
- Luego repite dando la zancada con la pierna derecha.

Asegúrate de que la rodilla delantera quede por detrás de la punta del pie.

REPETICIONES: De 6 a 8 con cada pierna.

Rutina con saco de arena 2

Carga al hombro

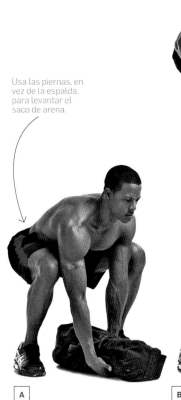

Usa las piernas, en vez de la espalda, para levantar el saco de arena.

A

B

- Pon un saco de arena pesado en el suelo frente a ti.
- Colócate de pie con los pies separados a la anchura de tus hombros y flexiona las rodillas para coger el saco.

- Usa la fuerza de las piernas para subir explosivamente con el saco y aprovecha el impulso para colocarlo sobre el hombro.
- Invierte el movimiento y repite con el otro hombro. Esto es 1 repetición.

REPETICIONES: De 8 a 10.

Caminata con abrazo de oso

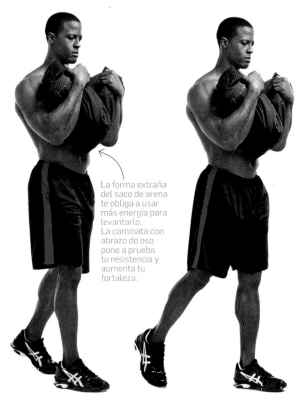

La forma extraña del saco de arena te obliga a usar más energía para levantarlo. La caminata con abrazo de oso pone a prueba tu resistencia y aumenta tu fortaleza.

A **B**

- Agarra un saco de arena abrazándolo y camina unos 18 metros manteniendo una postura perfecta, es decir, erguido, con los abdominales apretados, el pecho arriba y los omóplatos hacia atrás y hacia abajo.

 TRUCO: *Para hacerlo más difícil, camina sosteniendo el saco de arena por encima de la cabeza con los brazos estirados.*

REPETICIONES: Tres caminatas de 18 metros.

Remo inclinado

Mantén el arco de la zona lumbar.

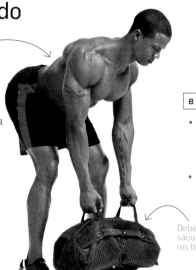

A

- Agarra el saco de arena con las dos manos y colócate de pie con las rodillas ligeramente flexionadas.
- Inclínate hacia delante desde la cintura hasta que el torso esté casi paralelo al suelo, con los brazos colgando rectos por el peso del saco.

REPETICIONES: De 8 a 10.

Debes sostener el saco colgando con los brazos rectos.

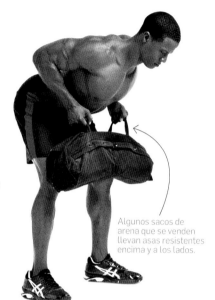

B

- Sin mover el torso, lleva el saco lo más cerca que puedas del tórax.
- Haz una pausa, baja el saco y levántalo de nuevo.

Algunos sacos de arena que se venden llevan asas resistentes encima y a los lados.

Levantamiento con saco de arena

A

- Ponte de rodillas en el suelo y sostén un saco de arena de 15-30 kilos con los dos brazos.
- Los brazos deben estar por debajo y las palmas hacia arriba por delante del saco.
- Lleva el saco hacia el pecho.

B

- Levanta la pierna derecha y apoya el pie derecho en el suelo para empezar a subir.

C

- Presiona el talón para levantarte y trae el pie izquierdo junto al derecho para ponerte de pie del todo.

REPETICIONES: De 8 a 10 con cada pierna.

D

- Agáchate flexionando las rodillas, lleva luego la rodilla derecha al suelo y después la izquierda, para arrodillarte de nuevo.
- Repite empezando con el pie izquierdo, subiendo desde el talón.

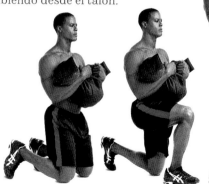
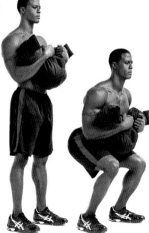

Rutinas superrápidas para deportes

El ajetreo de nuestro día a día hace que nos olvidemos de que nuestro rendimiento al practicar nuestros deportes favoritos depende de unos pocos ejercicios básicos. Son simples, los conoces bien, los has hecho miles de veces y, por eso, no los practicas. Esa es la razón por la que tu primer partido de golf de la temporada es desastroso y a menudo acabas lesionado. En los deportes todo tiene que ver con la preparación y la memoria muscular. Por ello, hemos incluido este capítulo con rutinas para trabajar músculos que se utilizan en diferentes deportes. No te van a ahorrar la práctica del juego corto en golf o del lanzamiento en bandeja en baloncesto, pero reforzarán tus músculos de la manera en que los necesitas para esos deportes.

Encuéntralo rápido: Tu circuito superrápido para el deporte

DESARROLLA TU APTITUD PARA LOS DEPORTES

Los grandes deportistas, sobre todo los tenistas, jugadores de básquet, hockey y voleibol, se caracterizan por su habilidad para cambiar rápidamente de velocidad y dirección. Mejorar la agilidad puede beneficiarte en cualquier deporte; por eso recomendamos añadir algún ejercicio clásico de agilidad al final de las rutinas. Desarrollará tu velocidad y resistencia y afinará tus reflejos. Prueba el ejercicio de la T.

Preparación: Con 4 conos, forma una T. Pon tres en una línea, separados 2,5 m (la parte superior de la T), y el cuarto, a 5 m del cono central, en la base de la T.

Cómo se hace: Corre a toda velocidad desde el cono de la base hasta el cono central. Inmediatamente corre de lado hacia el cono de la izquierda (con zancadas cortas y rápidas, sin cruzar los pies) y luego a la derecha, pasando por el cono central. Inclínate y toca cada cono al pasar. Vuelve de lado al cono central y corre al cono de partida. Repite.

Entrenamiento para golf

Incluso en una ronda relajada de golf, tienes que realizar movimientos de giro y generar suficiente fuerza con las caderas y los oblicuos, músculos que a menudo no se usan en la vida cotidiana. Los siguientes ejercicios se centran en los músculos del core, así como en los isquiotibiales y hombros, para añadir más potencia a los drives y a cada golpe.

EMPIEZA POR AQUÍ:
Haz la rutina como un circuito, realizando las repeticiones indicadas para cada ejercicio y enseguida pasa al siguiente. Descansa 60 segundos al acabar el circuito y luego repítelo. Realiza la rutina 3 veces.

Zancada con giro y remo

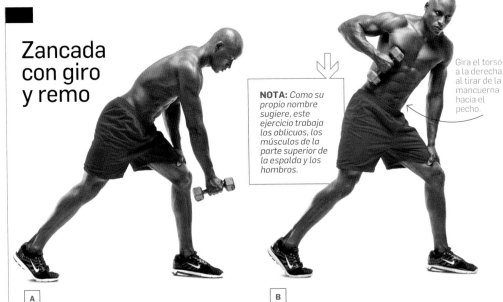

NOTA: *Como su propio nombre sugiere, este ejercicio trabaja los oblicuos, los músculos de la parte superior de la espalda y los hombros.*

Gira el torso a la derecha al tirar de la mancuerna hacia el pecho.

A
- Coge una mancuerna de 5 a 10 kilos con la mano derecha y déjala colgar del brazo.
- Da una zancada con la pierna izquierda hasta que la derecha esté estirada. Flexiónate hacia delante por la cintura.
- Apoya la mano izquierda en la rodilla izquierda.

B
- Lleva la pesa hacia tus costillas flexionando el brazo derecho y girando el torso a la derecha.
- Baja la pesa y vuelve a la posición de zancada con la pierna izquierda flexionada y la derecha estirada. Esto es 1 repetición.

REPETICIONES: 12; repite con la pesa en la mano izquierda y el pie derecho delante.

262

El molino

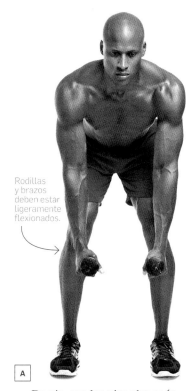

Rodillas y brazos deben estar ligeramente flexionados.

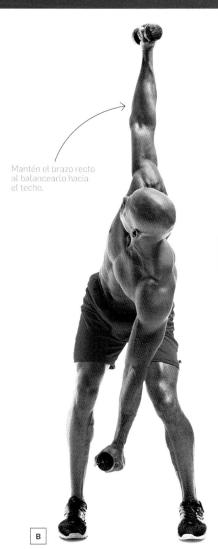

Mantén el brazo recto al balancearlo hacia el techo.

El movimiento de los brazos se parece al de las aspas de un molino.

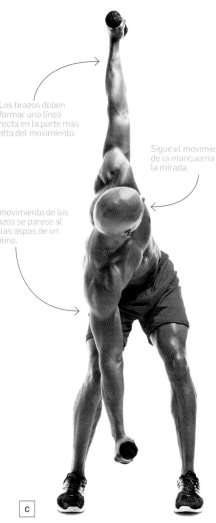

Los brazos deben formar una línea recta en la parte más alta del movimiento.

Sigue el movimiento de la mancuerna con la mirada.

A
- De pie, con los pies algo más separados que el ancho de tu cadera, sostén unas mancuernas con los codos ligeramente flexionados y las palmas mirándose entre sí. Inclina el torso hacia delante.

B
- Gírate hacia la derecha a la vez que elevas el brazo derecho hacia el techo.
- Haz una pausa antes de volver a la posición inicial.

C
- Gírate hacia la izquierda llevando la mancuerna de la mano izquierda hacia el techo.
- Continúa alternando los levantamientos de brazo.

REPETICIONES: 20 en total, alternando los lados.

Flexoextensión femoral inclinado

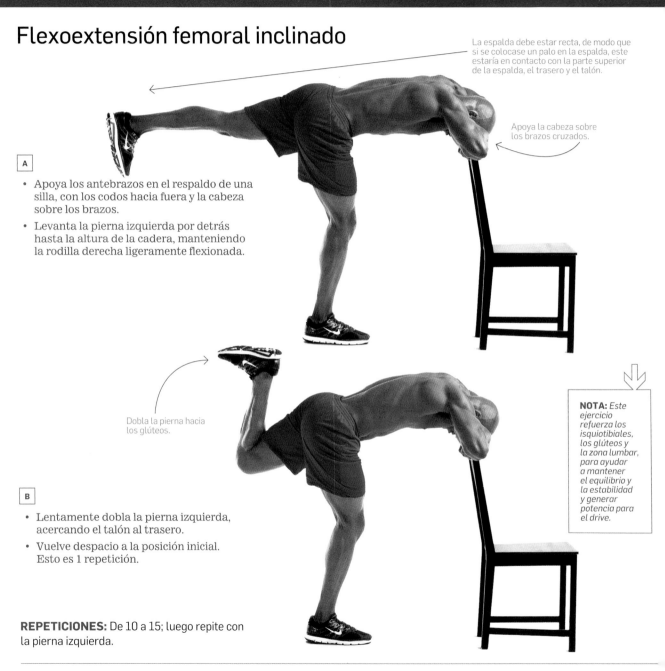

La espalda debe estar recta, de modo que si se colocase un palo en la espalda, este estaría en contacto con la parte superior de la espalda, el trasero y el talón.

Apoya la cabeza sobre los brazos cruzados.

A

- Apoya los antebrazos en el respaldo de una silla, con los codos hacia fuera y la cabeza sobre los brazos.
- Levanta la pierna izquierda por detrás hasta la altura de la cadera, manteniendo la rodilla derecha ligeramente flexionada.

Dobla la pierna hacia los glúteos.

NOTA: *Este ejercicio refuerza los isquiotibiales, los glúteos y la zona lumbar, para ayudar a mantener el equilibrio y la estabilidad y generar potencia para el drive.*

B

- Lentamente dobla la pierna izquierda, acercando el talón al trasero.
- Vuelve despacio a la posición inicial. Esto es 1 repetición.

REPETICIONES: De 10 a 15; luego repite con la pierna izquierda.

Abdominales con balón medicinal

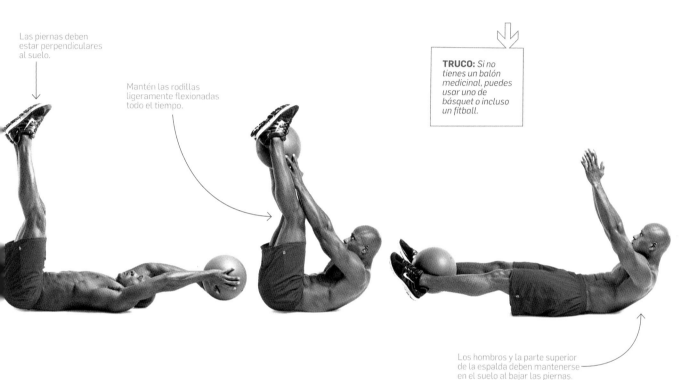

Las piernas deben estar perpendiculares al suelo.

Mantén las rodillas ligeramente flexionadas todo el tiempo.

TRUCO: *Si no tienes un balón medicinal, puedes usar uno de básquet o incluso un fitball.*

Los hombros y la parte superior de la espalda deben mantenerse en el suelo al bajar las piernas.

A

- Túmbate de espaldas en el suelo sosteniendo un balón medicinal entre las manos por encima de la cabeza con los brazos rectos y alineados con el torso.
- Levanta las piernas hacia el techo para formar un ángulo de 90 grados con el tronco.

B

- Incorpora la parte superior del cuerpo de modo que la cabeza y los hombros se levanten del suelo.
- Pon el balón medicinal entre los pies.

C

- Baja las piernas con la pelota entre los pies hasta quedar a pocos centímetros del suelo. Mantén los hombros y los brazos levantados.
- Haz una pausa y luego levanta lentamente los pies hacia los brazos y coge la pelota de nuevo con las manos.
- Baja los hombros y brazos a la posición inicial.

REPETICIONES: De 10 a 15.

Entrenamiento para tenis

En el tenis, la velocidad y la agilidad pueden compensar en cierto modo la falta de habilidad con la raqueta. También ayuda la fuerza en los hombros Esta rutina está diseñada para mejorar los reflejos y la capacidad de correr de un lado a otro para llegar a la pelota. Genera potencia, flexibilidad y agilidad en las piernas, las caderas, los hombros y el core.

EMPIEZA POR AQUÍ:
Realiza estos ejercicios como un circuito sin descansar entre uno y otro. Tras completar el circuito, descansa 60 segundos y luego haz dos rondas más.

Press de pecho de pie

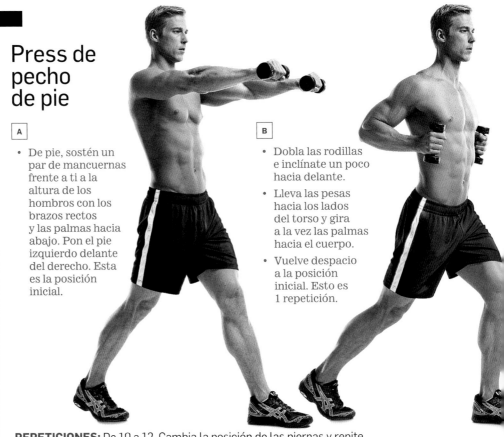

A

- De pie, sostén un par de mancuernas frente a ti a la altura de los hombros con los brazos rectos y las palmas hacia abajo. Pon el pie izquierdo delante del derecho. Esta es la posición inicial.

B

- Dobla las rodillas e inclínate un poco hacia delante.
- Lleva las pesas hacia los lados del torso y gira a la vez las palmas hacia el cuerpo.
- Vuelve despacio a la posición inicial. Esto es 1 repetición.

REPETICIONES: De 10 a 12. Cambia la posición de las piernas y repite.

Extensión de gemelos

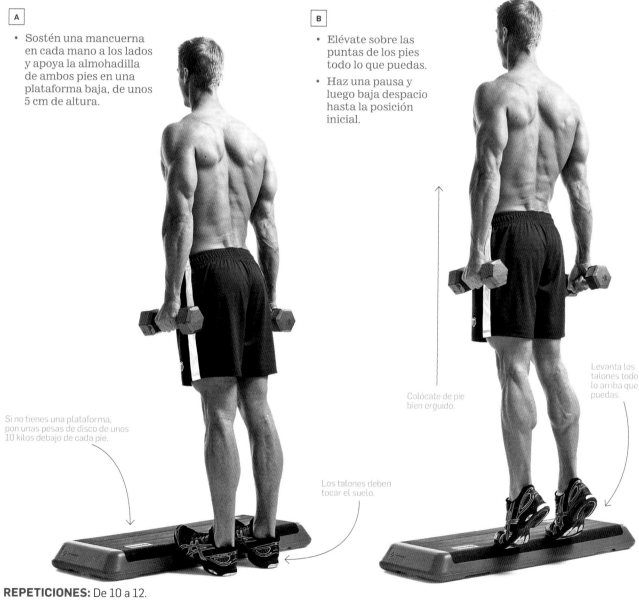

A

- Sostén una mancuerna en cada mano a los lados y apoya la almohadilla de ambos pies en una plataforma baja, de unos 5 cm de altura.

B

- Elévate sobre las puntas de los pies todo lo que puedas.
- Haz una pausa y luego baja despacio hasta la posición inicial.

Si no tienes una plataforma, pon unas pesas de disco de unos 10 kilos debajo de cada pie.

Los talones deben tocar el suelo.

Colócate de pie bien erguido.

Levanta los talones todo lo arriba que puedas.

REPETICIONES: De 10 a 12.

267

Rotación con mancuerna

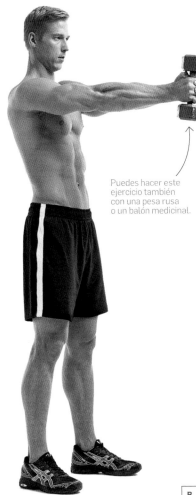

Puedes hacer este
ejercicio también
con una pesa rusa
o un balón medicinal.

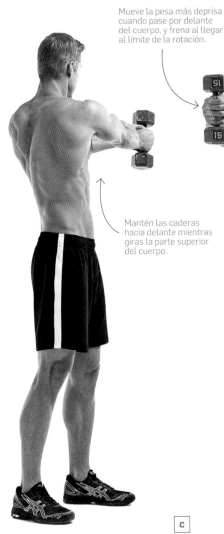

Mueve la pesa más deprisa
cuando pase por delante
del cuerpo, y frena al llegar
al límite de la rotación.

Mantén las caderas
hacia delante mientras
giras la parte superior
del cuerpo.

A

- De pie, sostén una mancuerna de 2-5 kilos con las dos manos y separa los pies a la anchura de tus hombros. Extiende los brazos a la altura de los hombros.

B

- Sin mover las caderas y con los brazos rectos, gira el torso y los brazos hacia la izquierda tanto como puedas.

C

- Desplaza la mancuerna todo lo que puedas a la derecha.
- Acelera el movimiento cuando la pesa pase delante del cuerpo y frénalo al llegar al lado. Esto es 1 repetición.

REPETICIONES: 10; luego 10 más empezando por el otro lado.

Salto lateral

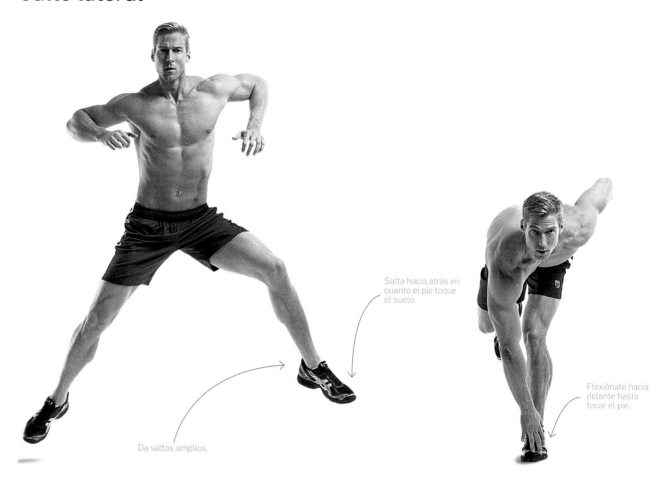

Salta hacia atrás en cuanto el pie toque el suelo.

Da saltos amplios.

Flexiónate hacia delante hasta tocar el pie.

- Colócate de pie con los pies juntos, las rodillas ligeramente dobladas, los codos flexionados en un ángulo de 90 grados y las manos delante de ti.

- Salta a la izquierda y cae con el pie izquierdo; luego salta a la derecha y cae con el derecho. Repite 5 veces.

REPETICIONES: 5, y luego 5 más empezando por el otro lado.

- Ahora salta sobre el pie izquierdo y agáchate para tocar el empeine del pie izquierdo con la mano derecha.

- Salta a la derecha y toca el pie derecho con la mano izquierda. Esto es 1 repetición.

Entrenamiento para esquí y snowboard

Si eres un apasionado de los deportes de nieve, sabrás lo importante que es mantener las piernas en buena forma. Estas son tus amortiguadores y trabajan junto al core mientras tú desciendes por la montaña. Ayúdate de estos ejercicios para lograr unas piernas potentes y convertirte en el rey de la pista (de esquí).

EMPIEZA POR AQUÍ:
Haz esta rutina como un circuito, realizando las repeticiones indicadas de cada ejercicio, y pasa enseguida al siguiente. Descansa 60 segundos y luego repite el circuito de nuevo. Haz tres circuitos completos en total.

Saltos con Bosu

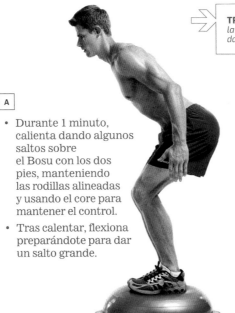

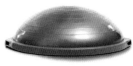

TRUCO: *Para aumentar la dificultad, prueba a dar saltos de 360 grados.*

A
- Durante 1 minuto, calienta dando algunos saltos sobre el Bosu con los dos pies, manteniendo las rodillas alineadas y usando el core para mantener el control.
- Tras calentar, flexiona preparándote para dar un salto grande.

B
- Salta de modo explosivo elevando los brazos para impulsarte y gira el cuerpo 180 grados.
- Nada más caer, flexiona las rodillas, salta de nuevo y rota 180 grados para volver a la posición inicial. Esto es 1 repetición.

REPETICIONES: 10.

Salto de esquí

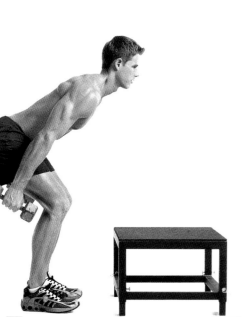

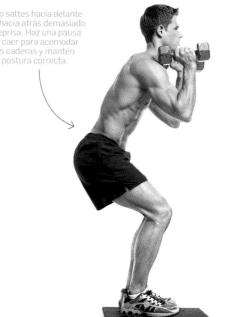

No saltes hacia delante y hacia atrás demasiado deprisa. Haz una pausa al caer para acomodar las caderas y mantén la postura correcta.

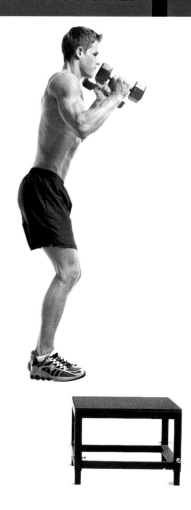

A

- Sostén una mancuerna de 5 kilos en cada mano a los costados, con las palmas hacia las piernas.
- Colócate de pie con los pies separados a la anchura de tus caderas frente a una caja o step firme de unos 45 cm de altura.
- Flexiona las rodillas e inclínate hacia delante para saltar.

REPETICIONES: 20.

B

- Date un impulso con los pies para dar un salto explosivo.
- Flexiona los codos para elevar las pesas hasta los hombros a la vez que saltas sobre la caja.
- Cae suavemente sobre las almohadillas de los pies y enseguida flexiona las rodillas para saltar de nuevo.

C

- Salta hacia atrás extendiendo las piernas para bajar de la caja y volver a la posición inicial.
- De nuevo, aterriza suavemente, flexiona las rodillas para absorber la caída y baja las pesas a los lados. Esto es 1 repetición.

Saltos laterales con balón medicinal

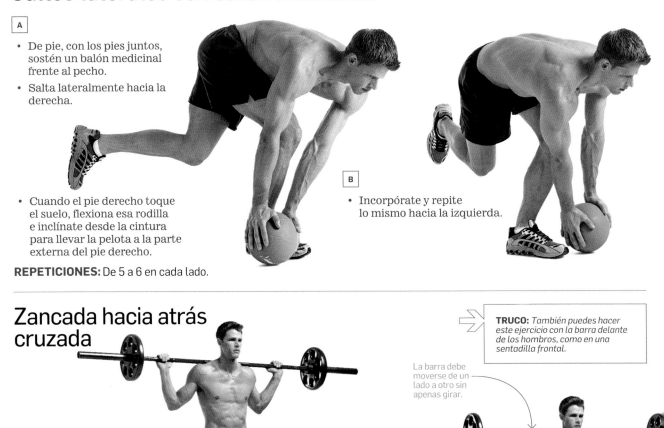

A

- De pie, con los pies juntos, sostén un balón medicinal frente al pecho.
- Salta lateralmente hacia la derecha.

- Cuando el pie derecho toque el suelo, flexiona esa rodilla e inclínate desde la cintura para llevar la pelota a la parte externa del pie derecho.

REPETICIONES: De 5 a 6 en cada lado.

B

- Incorpórate y repite lo mismo hacia la izquierda.

Zancada hacia atrás cruzada

A

- Sostén una barra sobre los hombros detrás del cuello con agarre prono.
- Colócate de pie con los pies paralelos y separados el ancho de tus caderas.

REPETICIONES: De 8 a 10 con cada pierna.

B

- Da un paso hacia atrás con el pie derecho situándolo detrás de la pierna contraria. Intenta llegar lo más atrás posible y dar una zancada bien amplia al agacharte.
- Baja hasta que la rodilla trasera casi toque el suelo e inmediatamente date un impulso para subir y volver a la posición inicial.
- Haz todas las repeticiones y luego repite dando el paso hacia atrás con el pie izquierdo.

TRUCO: *También puedes hacer este ejercicio con la barra delante de los hombros, como en una sentadilla frontal.*

La barra debe moverse de un lado a otro sin apenas girar.

El pie de delante debe apuntar hacia el frente.

272

Giro con Bosu y balón medicinal

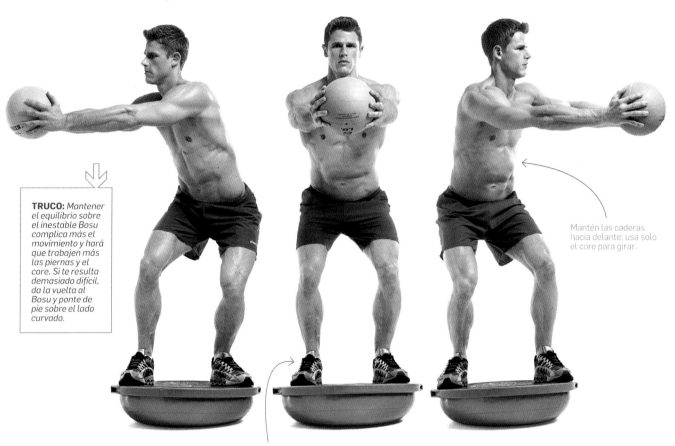

TRUCO: *Mantener el equilibrio sobre el inestable Bosu complica más el movimiento y hará que trabajen más las piernas y el core. Si te resulta demasiado difícil, da la vuelta al Bosu y ponte de pie sobre el lado curvado.*

Mantén las caderas hacia delante; usa solo el core para girar.

Colócate de pie con las rodillas y las caderas ligeramente flexionadas.

A

- Colócate de pie en la cara plana de un Bosu con las rodillas y las caderas ligeramente flexionadas.
- Sostén un balón medicinal con los brazos rectos a la altura del pecho (centro).

REPETICIONES: De 5 a 8.

B

- Sin mover las caderas, gira la parte superior del cuerpo lo máximo que puedas a la derecha usando solo el core.

C

- Vuelve a la posición central y luego gira la parte superior del cuerpo lo máximo que puedas a la izquierda. Esto es 1 repetición.

Entrenamiento para running

Para correr no bastan las piernas. Los abdominales, los oblicuos y los músculos de la espalda deben estar fuertes para aguantarte cuando empieces a cansarte. Incluso los hombros tienen un papel importante, pues el movimiento de los brazos es esencial para dar una zancada poderosa. Esta rutina reforzará todos esos músculos.

EMPIEZA POR AQUÍ:
Haz la rutina como un circuito, realizando las repeticiones indicadas de cada ejercicio, y luego pasa enseguida al siguiente. Descansa 60 segundos y luego repite el circuito de nuevo. Haz toda la rutina tres veces.

Sentadilla con salto

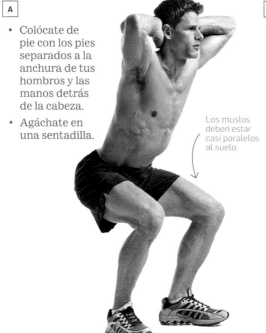

A
- Colócate de pie con los pies separados a la anchura de tus hombros y las manos detrás de la cabeza.
- Agáchate en una sentadilla.

Los muslos deben estar casi paralelos al suelo.

B
- Date un impulso con los talones para estirar las piernas y dar un salto explosivo lo más alto que puedas.
- Cae con las rodillas suavemente para absorber el impacto.
- Salta de nuevo enseguida.

TRUCO: *Para saltar más alto, mantén los brazos a los lados y luego estíralos hacia el techo.*

REPETICIONES: Tantas como puedas en 60 segundos.

274

Elevación de rodilla

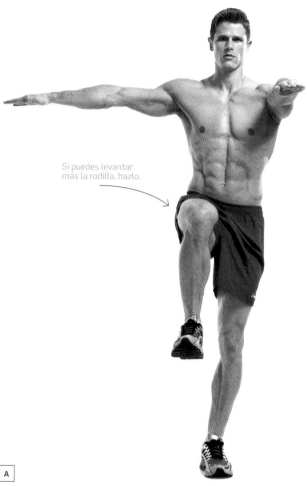

Si puedes levantar más la rodilla, hazlo.

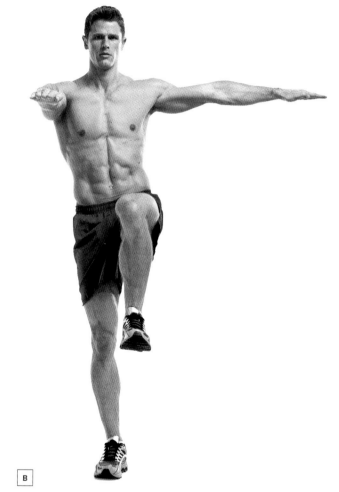

A

- Colócate de pie con los pies separados a la anchura de tus hombros y los brazos extendidos a los lados a la altura de los hombros.
- Levanta la rodilla derecha lo más arriba que puedas y desplaza el brazo izquierdo hacia delante hasta que esté paralelo al suelo.

REPETICIONES: Tantas como puedas en 60 segundos.

B

- Vuelve a la posición inicial y repite con la pierna izquierda y el brazo derecho.
- Continúa alternando los lados manteniendo una buena postura.

Sentadilla búlgara en tijera

La rodilla de delante debe estar ligeramente flexionada.

La pierna de delante debe estar frente al banco a unos 60-90 cm.

Mantén el torso lo más erguido que puedas.

La zona lumbar debe estar naturalmente arqueada.

- Sostén una barra en la parte superior de la espalda con un agarre prono.
- Colócate de pie unos 60-90 cm por delante de un banco, apoyando la mayor parte del peso en la pierna delantera.
- Contrae el core.
- Lleva los hombros hacia atrás de modo que la barra se apoye cómodamente en la repisa creada por los omóplatos.

- Baja despacio hasta que el muslo de delante esté casi paralelo al suelo.
- Haz una pausa, y luego usa la pierna de delante para impulsarte de modo explosivo y volver a la posición inicial.
- Completa todas las repeticiones y luego haz las mismas con la pierna izquierda delante y el pie derecho en el banco.

REPETICIONES: De 8 a 10 con cada pierna.

Elevación de cadera

Empujar una pesa de disco

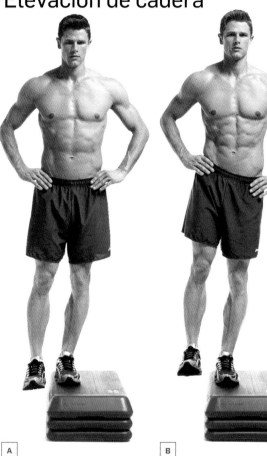

TRUCO: *Acerca una rodilla al pecho empujando a la vez con la otra pierna lo más fuerte que puedas. Empuja el disco lo más rápido posible. Evita levantar la cabeza para eliminar la tensión del cuello y la espalda.*

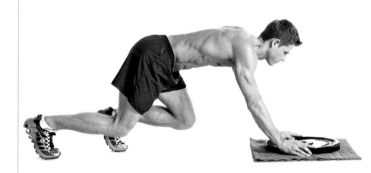

A

- Colócate de pie al lado de un step o una caja con el pie izquierdo encima del step y el derecho colgando junto al borde en el aire.

- Apoya las manos en las caderas.

B

- Con los hombros rectos, las caderas hacia delante y las piernas rectas, usa los glúteos para elevar la cadera derecha.

- Luego baja la pierna.

- Vuelve a la posición inicial. Esto es 1 repetición.

REPETICIONES: De 12 a 15 sobre cada pierna.

A

- Pon una pesa de disco de 20 kilos sobre una toalla en un suelo liso.

- Ponte en la posición de gateo de oso con la espalda paralela al suelo, las manos sobre el disco y las almohadillas de los pies en el suelo.

- Date un impulso con los pies para empujar el disco hacia delante. Empújalo unos 30 centímetros, manteniendo las caderas rectas y la cabeza en una posición neutra. Descansa 30 segundos y luego empuja hacia atrás para volver a la posición inicial. Esto es 1 repetición.

REPETICIONES: 1 o 2.

277

Entrenamiento para triatlón

Al combinar natación, ciclismo y running, el triatlón pone a prueba todos tus músculos. Esta rutina incluye movimientos explosivos que desarrollan potencia para correr, ejercicios que estabilizan el core para sujetarte con fuerza a la bicicleta, otros de fortalecimiento general y estiramientos para que surques el agua con ligereza y fuerza.

EMPIEZA POR AQUÍ:
Haz la rutina como un circuito, realizando las repeticiones indicadas de cada ejercicio y pasando enseguida al siguiente. Descansa 60 segundos y luego repite de nuevo el circuito. Haz tres circuitos completos.

La bicicleta

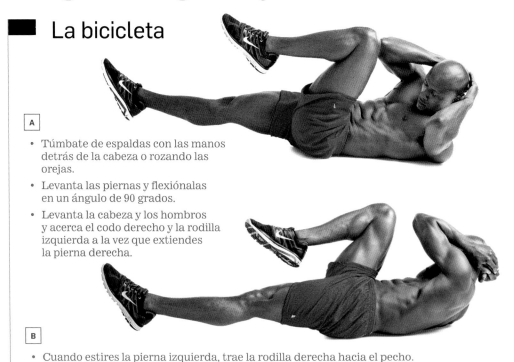

A

- Túmbate de espaldas con las manos detrás de la cabeza o rozando las orejas.
- Levanta las piernas y flexiónalas en un ángulo de 90 grados.
- Levanta la cabeza y los hombros y acerca el codo derecho y la rodilla izquierda a la vez que extiendes la pierna derecha.

B

- Cuando estires la pierna izquierda, trae la rodilla derecha hacia el pecho.
- A la vez gira el torso para acercar el codo izquierdo a la rodilla derecha. Esta secuencia es 1 repetición.
- Continúa alternando las piernas como si pedalearas en una bicicleta, tal como indica el nombre del ejercicio.

REPETICIONES: De 10 a 20.

Flexión hindú

A

- Empieza en la posición de flexiones, con la espalda plana y los brazos rectos.
- Sube las caderas y deja caer la cabeza, de modo que esta y la espalda se alineen con los brazos, como en la postura del perro de yoga. Extiende bien las piernas.
- Baja los talones todo lo que puedas.

B

- Lleva las caderas hacia el suelo y el torso hacia delante y hacia arriba, elevando pecho y trasladando el peso hacia delante, como en la postura de la cobra.
- Invierte el movimiento para volver a la posición inicial. Esto es 1 repetición.

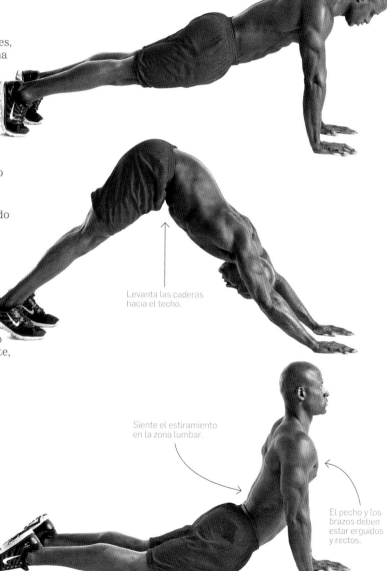

Levanta las caderas hacia el techo.

Siente el estiramiento en la zona lumbar.

El pecho y los brazos deben estar erguidos y rectos.

REPETICIONES: 10.

TRIATLÓN EN 15 MINUTOS

«Realiza un minitriatlón para conseguir los hombros anchos de un nadador, las piernas tonificadas de un tenista y el cuerpo esbelto de un corredor», dice Karl Scott, entrenador en The Sports Club/LA, en Nueva York.

CÓMO HACERLO: pedalea en una bicicleta a un ritmo moderado —un nivel de esfuerzo entre 5 y 6 (trabajando duro pero de modo que puedas aún mantener una conversación)— durante 5 minutos. Luego corre en el exterior o en la cinta otros 5 minutos, de nuevo con un nivel de esfuerzo entre 5 y 6. Por último, dirígete a la piscina o usa una máquina de remo, para ejercitar la parte superior del cuerpo como exige la natación, y trabaja 5 minutos al mismo nivel de esfuerzo.

279

Zancadas alternas

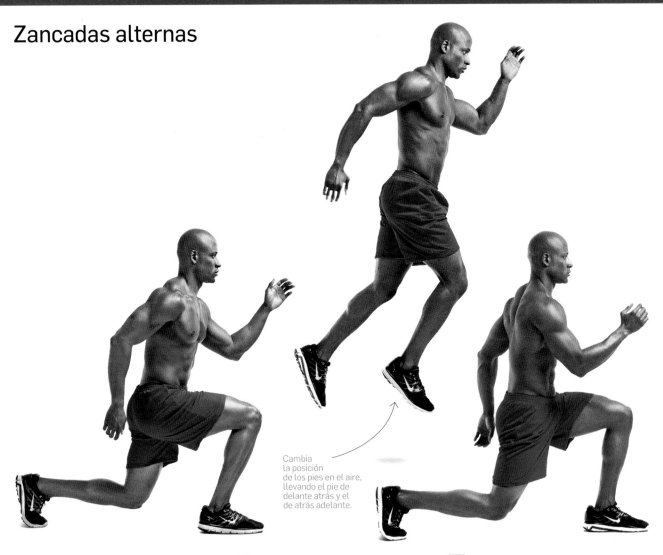

Cambia la posición de los pies en el aire, llevando el pie de delante atrás y el de atrás adelante.

A

- Da una zancada hacia delante, de modo que el muslo derecho quede paralelo al suelo.

REPETICIONES: De 12 a 15.

B

- Salta hacia arriba, ayudándote de los brazos para mantener el equilibrio e impulsarte, y cambia la posición de las piernas y los brazos en el aire.

C

- Cae con suavidad en una zancada con el pie izquierdo delante.
- Repite para volver a colocar la pierna derecha delante. Esto es 1 repetición.

Hiperextensión con rotación

- Ponte en una máquina de hiperextensión con los gemelos bajo las barras acolchadas y las caderas y muslos sobre la plataforma acolchada.
- Pon las manos detrás de la cabeza y dobla la parte superior del cuerpo hacia el suelo.

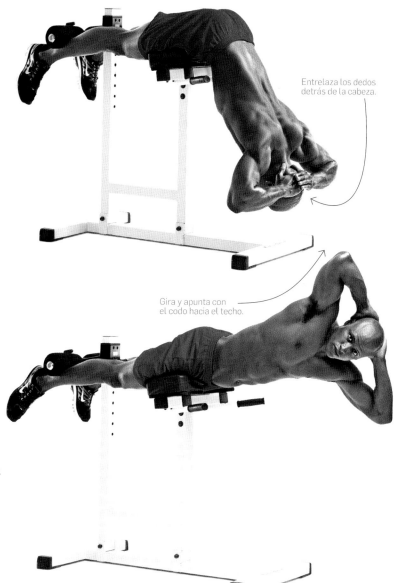

Entrelaza los dedos detrás de la cabeza.

Gira y apunta con el codo hacia el techo.

B

- Levanta la parte superior del cuerpo hasta que quede paralela al suelo a la vez que rotas el torso hacia la derecha.
- Baja a la posición inicial y luego elévate y gira hacia la izquierda. Esto es 1 repetición.

REPETICIONES: 10.

Entrenamiento para ciclismo

Cuando montas en bici parece que solo mueves las piernas, pero el ciclismo requiere la participación de todo el cuerpo. Al pedalear, la parte superior del cuerpo actúa como una plataforma desde la cual se impulsan las piernas; los brazos y los hombros aportan la fuerza de palanca al subir cuestas y las caderas te equilibran en el sillín. Esta rutina trabaja todo ello.

EMPIEZA POR AQUÍ:
Haz la rutina como un circuito, realizando las repeticiones indicadas de cada ejercicio, y enseguida pasa al siguiente. Descansa 60 segundos; luego repite el circuito dos veces más hasta un total de tres veces.

La araña

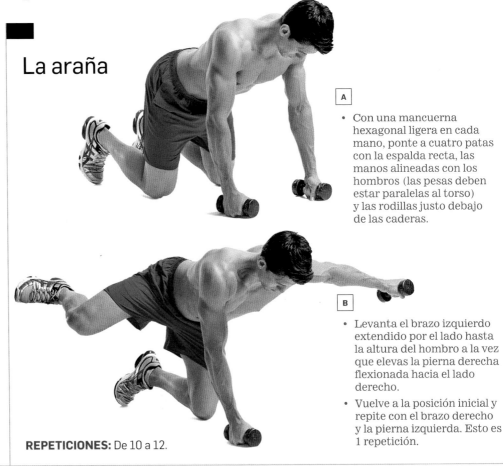

A

- Con una mancuerna hexagonal ligera en cada mano, ponte a cuatro patas con la espalda recta, las manos alineadas con los hombros (las pesas deben estar paralelas al torso) y las rodillas justo debajo de las caderas.

B

- Levanta el brazo izquierdo extendido por el lado hasta la altura del hombro a la vez que elevas la pierna derecha flexionada hacia el lado derecho.

- Vuelve a la posición inicial y repite con el brazo derecho y la pierna izquierda. Esto es 1 repetición.

REPETICIONES: De 10 a 12.

Sentadilla con press de hombros

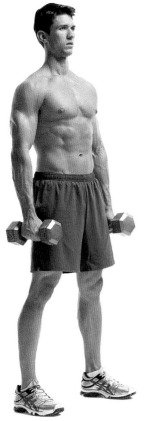

Al prepararte para levantar las pesas mantén las palmas hacia dentro, en la posición de curl de martillo.

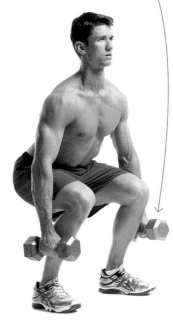

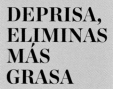

DEPRISA, ELIMINAS MÁS GRASA

Olvídate de los ejercicios de cardio estáticos. «Está claro: cuanto más rápido vas, más calorías quemas y más peso pierdes», dice el fisiólogo Tom Holland, autor de *The Marathon Method*. Holland recomienda que la mitad del entrenamiento lo realices cerca de tu umbral aeróbico, que es donde llegarás con nuestras rutinas superrápidas para quemar grasa. «Ese es el punto en que empieza a faltarte el aliento y el cuerpo ya no puede eliminar ácido láctico del torrente sanguíneo», explica Holland. «Los corredores llaman a esto entrenarse *a tempo*, y quiere decir que incrementan la velocidad hasta alcanzar un ritmo "duro pero aún cómodo" durante un período de tiempo establecido.»

- De pie, sostén unas mancuernas de 9-16 kilos a los lados, con las palmas hacia dentro y los pies separados a la anchura de tus hombros.

REPETICIONES: De 12 a 15.

- Con un solo movimiento, flexiona las rodillas y las caderas y lleva el trasero atrás como para sentarte.
- Levántate enseguida flexionando los codos y acercando las pesas a los hombros.

- En cuanto te hayas incorporado del todo, eleva las pesas por encima de la cabeza, manteniendo las palmas hacia dentro.
- Baja las pesas a los lados. Esto es 1 repetición.

Fondos de tríceps con extensión de pierna

14

Son las horas que permanece elevado el metabolismo de un ciclista tras un entrenamiento de alta intensidad.

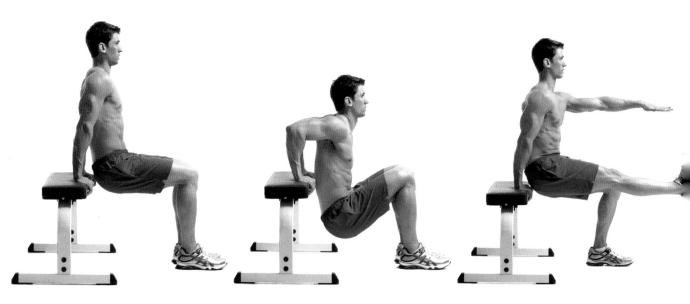

A

- Siéntate en el borde de una silla, agarrando el asiento con las manos a cada lado de las caderas.
- Mantén las rodillas flexionadas y los pies planos sobre el suelo. Desplaza el trasero fuera del asiento de la silla.

B

- Flexiona los codos y baja las caderas hasta que la parte superior de los brazos esté paralela al suelo.

C

- Enderézate estirando los brazos y luego extiende el brazo izquierdo a la altura del hombro, con la palma hacia abajo, y a la vez extiende la pierna derecha con el pie flexionado.
- Haz una pausa y luego vuelve a la posición inicial.
- Repite con el brazo y la pierna contrarios. Esto es 1 repetición.

REPETICIONES: De 10 a 12.

Excéntrico de cuádriceps con una pierna en step

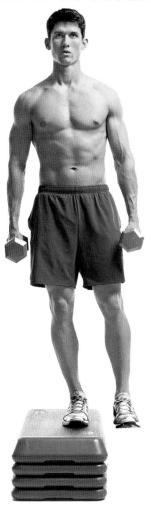

A

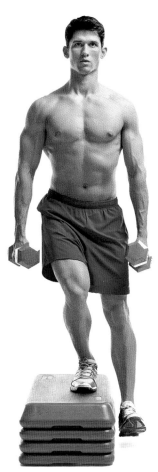

B

- Coge unas mancuernas relativamente pesadas (16 kilos o más) y colócate en el lado de un step de 45 cm de altura apoyado solo en el pie derecho, con la pierna izquierda colgando.

REPETICIONES: De 10 a 12 con cada pierna.

- Hunde el ombligo y, manteniendo el pecho elevado, dobla la rodilla para bajar despacio con el pie izquierdo hasta tocar el suelo con el talón.
- Sin mover el talón derecho del step, vuelve a la posición inicial.
- Haz una serie y cambia de pierna.

285

Entrenamiento para baloncesto

Para correr a toda velocidad por la cancha en la clásic postura de defensa, necesitas mejorar la resistenci de las piernas y la habilidad de cambiar de direcció rápidamente. Desarrollamos esta rutina de pesas especial para básquet con ayuda de Greg Brittenham CSCS y segundo entrenador de los New York Knicks.

EMPIEZA POR AQUÍ:
Haz este entrenamiento como una serie. Al acabar todas las repeticiones de la serie, descansa 30 segundos antes de repetirla. Haz tres series de cada ejercicio; luego descansa al menos 60 segundos antes de pasar al siguiente ejercicio.

Deslizamiento de sumo

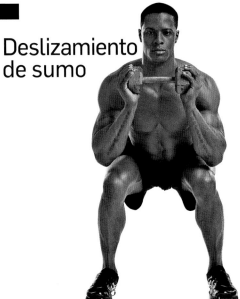

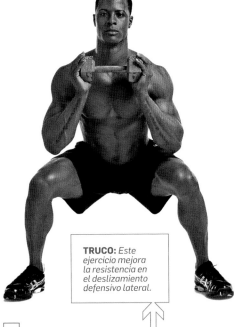

TRUCO: *Este ejercicio mejora la resistencia en el deslizamiento defensivo lateral.*

A

- Coge una mancuerna rodeando las pesas con cada mano por los extremos.
- Colócate de pie con los pies algo más separados que el ancho de tus hombros, y luego baja el cuerpo hasta que los muslos queden paralelos al suelo.

REPETICIONES: De 4 a 8.

B

- Da 2 pasos hacia la izquierda, como si hicieras un desplazamiento defensivo.
- Detente y ponte de pie.
- Repite en la dirección contraria. Esto es 1 repetición.

Dos adelante y uno atrás

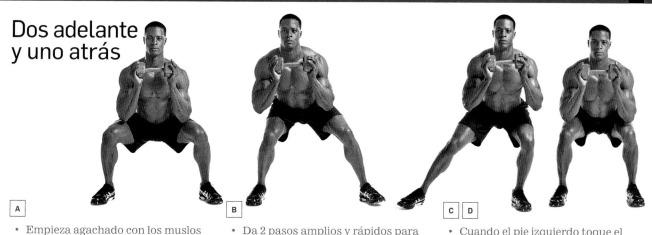

A

- Empieza agachado con los muslos paralelos al suelo y una mancuerna en las manos en la misma posición y con el mismo agarre que en el deslizamiento de sumo.

B

- Da 2 pasos amplios y rápidos para deslizarte a la izquierda.

C D

- Cuando el pie izquierdo toque el suelo en el segundo paso, enseguida da un paso para volver a la derecha.
- Repite 8-10 veces. Luego haz el ejercicio desplazándote primero a la derecha. Esto es una serie.

REPETICIONES: 8-10 pasos a la izquierda y 8-10 pasos a la derecha.

Cargada con mancuerna

 A

- Haz una sentadilla por encima de un par de mancuernas como si fueras a hacer un levantamiento de peso muerto.
- Agárralas con agarre prono, con las palmas hacia ti.

B

- Ponte de pie de forma explosiva levantando las mancuernas.
- Cuando estés de pie, levanta las pesas describiendo un arco para llevarlas por encima de los hombros.
- La parte superior de los brazos debe estar paralela al suelo, los codos apuntando hacia delante y las palmas hacia dentro.
- Invierte el movimiento para volver a llevar las mancuernas al suelo. Esto es 1 repetición.

REPETICIONES: 5.

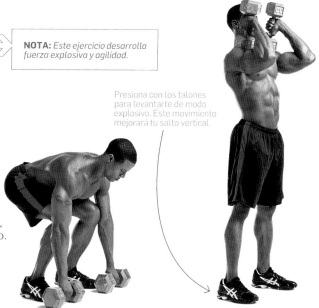

NOTA: *Este ejercicio desarrolla fuerza explosiva y agilidad.*

Presiona con los talones para levantarte de modo explosivo. Este movimiento mejorará tu salto vertical.

El papel utilizado para la impresión de este libro
ha sido fabricado a partir de madera
procedente de bosques y plantaciones
gestionados con los más altos estándares ambientales,
garantizando una explotación de los recursos
sostenible con el medio ambiente
y beneficiosa para las personas.
Por este motivo, Greenpeace acredita que
este libro cumple los requisitos ambientales y sociales
necesarios para ser considerado
un libro «amigo de los bosques».
El proyecto «Libros amigos de los bosques» promueve
la conservación y el uso sostenible de los bosques,
en especial de los Bosques Primarios,
los últimos bosques vírgenes del planeta.

Papel certificado por el Forest Stewardship Council®

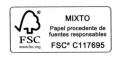